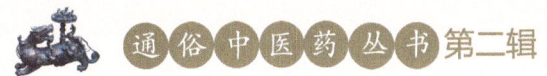

心病玄机

——中医学眼中的心理世界

郝宏伟 著

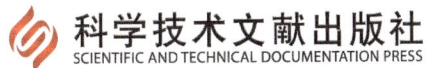

图书在版编目（CIP）数据

心病玄机：中医学眼中的心理世界／郝宏伟著 . —北京：科学技术文献出版社，2012.4（2022.8重印）
（通俗中医药丛书 . 第二辑）
ISBN 978－7－5023－6964－4

Ⅰ.①心… Ⅱ.①郝… Ⅲ.①心生病－中医治疗法 Ⅳ.
① R277.799.2

中国版本图书馆 CIP 数据核字（2011）第 133044 号

心病玄机——中医学眼中的心理世界

策划编辑：樊雅莉　　责任编辑：樊雅莉　　责任校对：张吲哚　　责任出版：王杰馨

出 版 者	科学技术文献出版社
地　　 址	北京市复兴路 15 号　邮编 100038
编 务 部	（010）58882938，58882087(传真)
发 行 部	（010）58882868，58882866(传真)
邮 购 部	（010）58882873
官 方 网 址	http://www.stdp.com.cn
淘宝旗舰店	http://stbook.taobao.com
发 行 者	科学技术文献出版社发行　全国各地新华书店经销
印 刷 者	北京虎彩文化传播有限公司
版　　 次	2012 年 4 月第 1 版　2022 年 8 月第 2 次印刷
开　　 本	710×1050　1/16 开
字　　 数	110 千
印　　 张	7.5
书　　 号	ISBN 978－7－5023－6964－4
定　　 价	29.80 元

版权所有　违法必究

购买本社图书，凡字迹不清、缺页、倒页、脱页者，本社发行部负责调换

通俗中医药丛书第二辑
编委会

主　编　陈英华

副主编　郝宏伟　郑　洪　蓝韶清

编　委　严　晋　何丽春　张秋镇　林丽珠
　　　　贺振泉　姚丽芬　薛暖珠

序

说起中医，人们并不陌生，它的不少术语早已深深烙入了我们的日常用语之中。像"上火"、"中风"、"湿热"，一说大家都知道；常用中药，像大枣、生姜，也是饮食中常用的佐料，药食两用。这都说明，中医中药来源于生活，是非常生活化的医学，"百姓日用而不知"。更重要的是，中医中药始终保持着良好的临床疗效，能解决问题，这是它立足的根本。人们记忆犹新的是，在2003年抗击"非典"中，中医药取得很好的疗效，得到世界卫生组织的肯定，也给老百姓温习了一次生动的中医实践课。

但是现在一般的老百姓，讲起中医理论会觉得非常深奥难懂。原因之一，恐怕与近代以来，我们对传统文化的传承不足有关。自从鸦片战争后，有些人对本民族文化失去了自信心，对传统文化的批判过了头。缺乏了传统文化的根基，对中医理论也就难以很好地理解。像"阴阳"、"气"、"风"等等生理病理概念，离开其临床基础和文化背景，就不好体会了。

中医理论"难懂"的另一个原因，是人们习惯于用西医的观念来看问题。中小学的常识课、生理卫生课，教的都是西医的知识。这些知识当然很有用，但对中医的理论绝口不提，反映的仍然是民族自信心缺失的问题。中西医是不同理论体系的医学，用西医的思维来看中医，就不容易理解。要知道中医某些貌似"不科学"的说法背后，其实有着大科学的内涵，我们不能用西医的标准作为"科学"的标准。

在21世纪，我们必须重新对我们优秀的中华文化树立起信心并加以发扬，以造福于世界和人类。广东省建设"中医药强省"，除了医疗、科研、教学和药业等各条战线的努力外，向老百姓宣传和普及中医，更是必不可少的一项工作。普及并不是要求人人都能完全学懂中医，但是希望能够通过普及让人们可以了解中医理论的特点，知道中医的整体观和辨证论治，学会一些中医的养生防病原则，这对健康生活和防病治病是很有好处的。

应该说，中医的科普工作很有必要，但要做好却不容易。难就难在怎样把中医的高深理论，用现代的语言很好地表达清楚，既要有科学性，也要力求通俗性。所以我认为，科普也应该属于科研工作。《通俗中医药丛书》的作者在这些方面下了很大的工夫。丛书既介绍趣闻轶事与医史源流，又讲述医药原理与人文传统，语言明白晓畅，图文并茂，我作为一名医学工作者读起来也觉得趣味盎然，广大读者一定可以从中得到有益的知识。

中医中药是中华文化的瑰宝，也是世界文化的精华。人类不能没有中医。希望通过这套丛书，让更多的中国人，甚至世界各国人民，能够领略到中医药的独特魅力，更加了解和珍视中华民族的优秀传统文化。是为序。

邓铁涛

目 录

引子：假如张国荣看中医 /1

1 中医心理学的诞生 /6

啊！我是谁？/7
鬼神附体：对心理疾病的最早解释 /13
早熟的中医 /18

2 揭开"心"的神秘面纱 /26

五神：最基本的心理功能 /28
五志：被脏腑主宰的情感世界 /35
梦境的奥秘 /38

3 "心病"发生的玄机 /45

病由身生 /46
病由心生 /51
病由境生 /55
阴阳五态人：性格不同，心病不同 /59

4 调神疗心的神奇技艺 /64

从身治心 /65
祝由：古老的中医心理咨询 /72
情志相胜法 /78
五音入五脏：独特的中医音乐疗法 /83

5 颐养心神的古老智慧 /87

顺应自然：要养心，先养身 /88
恬淡虚无：管理好你的欲望 /92
执敬涵养：保持内心的宁静 /96
恬愉自得：寻找真正的快乐 /102

尾声 /107

后记 /111

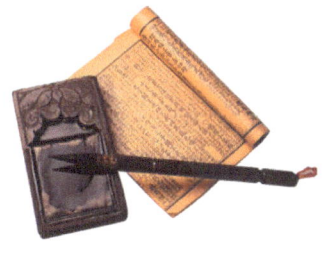

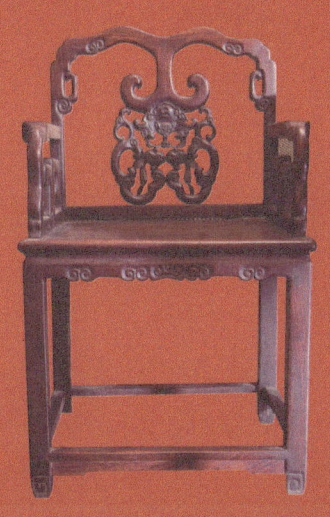

引子：假如张国荣看中医

2003年4月1日，愚人节，香港著名影星张国荣用生命向世人开了一个大玩笑——他从一家旅馆的窗户纵身飞出，跳楼自杀。

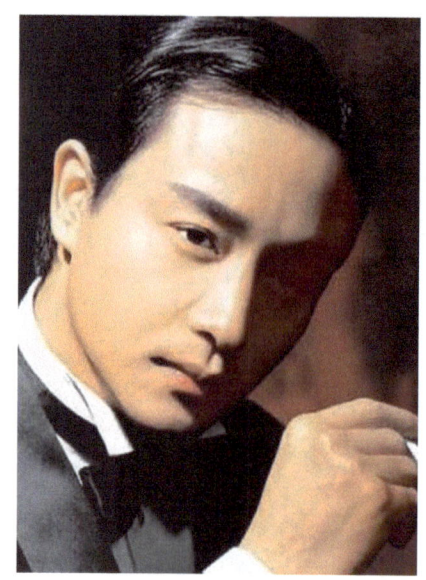

图1 著名影星张国荣

心理疾病夺去了他的生命。不过，即使仅在演艺圈，他也并不是心理疾病的唯一受害者

经过调查，很快便得出结论，导致张国荣自杀的直接原因是严重的抑郁症。

很多人面面相觑：抑郁症？抑郁症是个什么东西？

抑郁症是一种病，患上这种病的人身体机能一般没有什么特别的问题，不会觉得有什么不舒服，做医学检查也查不出什么异常；但是却感到心情非常差，觉得悲伤、痛苦，对周围的任何人、任何事都失去了兴趣，平时最喜欢的东西现在看起来也毫无意义，最喜欢的人（包括亲人）也成了陌生人，打不起精神做任何事情，像吃饭穿衣这样的事都没有力气去做，感到整个世界都变得陌生而毫无生气，觉得人生没有目标、没有任何意义。至于为什么会心情不好，有些人也许是因为最近生活中碰到了一些问题，也有些人或许最近并没有什么不顺心的事情，也就是并没有什么具体原因。更重要的是，大多数抑郁症患者在理智上也知道自己这种心态是不好的，也想让自己快乐起来，振作起来，但他无论如何拼命努力就是快乐不起来，用尽全力挣扎就是挣扎不脱那张悲伤的大网，当他精疲力竭的时候，就陷入彻底的绝望，觉得生活已经变成了一个黑暗的深渊，自己已无能为力……

正常的人无法体验抑郁症患者的痛苦，但我们可以尽量设身处地地想像一下，在这种极度绝望的心境控制下，难怪会有许多人情愿选择死亡——因为对他们而言，既然生已没有任何值得留恋的乐趣，只剩下痛苦，那么，死去反而是一种解脱。由此我们也就不难想像张国荣从高楼上纵身跃下时的勇气和决绝了。

很多人正是因为张国荣才第一次知道世上有抑郁症这个病。

时隔不久，中国中央电视台的两个最著名的主持人，崔永元承认自己患有严重抑郁症，白岩松坦言自己曾长期被失眠困扰。抑郁症和失眠都属于精神疾病。

而另一个数据是，全球约4亿人患抑郁症，英国有近一半的妇女在服用抗抑郁药物。而在我国抑郁症患者占总人口的4％～8％，约5500万人，每年因抑郁症导致自杀的人数为80万，远远超过年交通事故的15万人，每2分钟就有1人自杀，8人自杀未遂。更可怕的是，在中国，大约90％的抑郁症患者没有意识到自己可能患有抑郁症并及时就医（《南方日报》2008年4月20日）。

抑郁症仅是众多精神疾病中的一种。窥一斑而见全豹，由抑郁症的状况我们也许能推测，中国人的精神卫生状况不容乐观。心理困扰越来越频繁地在我们的生活中出现，心理疾病的威胁离每个人越来越近。

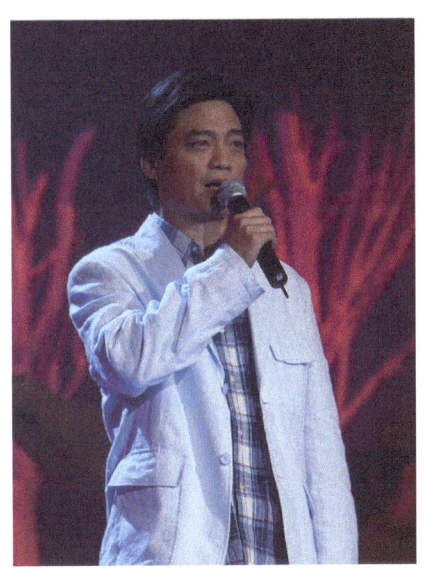

图2 崔永元像

中央电视台著名主持人崔永元患有抑郁症是全中国人都知道的秘密。他在媒体前勇敢坦露自己病情的举动，对于普及心理卫生知识以及消除人们对心理疾病的偏见和恐惧功不可没

那么，这一切究竟是为什么？

有人说，是因为随着经济和社会发展，人们的生活节奏在加快，人要承担的压力越来越大；也有人说，是因为现代社会物质主义和个人主义观念盛行，过度强调竞争，人与人之间的感情变得疏远，人的精神找不到归宿；还有人说，是因为现在生活条件变好了，人们的生存压力减轻，精神就会变得空虚……等等，各种各样的说法都有。

也许上述观点都有道理，但这些都不是最重要的，因为对于大多数普通人

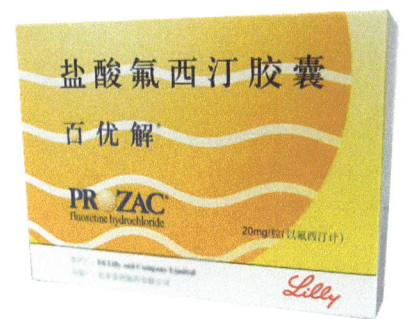

图3 百优解

百优解是目前最常用的抗抑郁药物之一

来说，更关心的问题是：我们该怎么办？即如何在变化莫测的环境中维护我们的精神健康？如何摆脱日渐逼近的心理疾病的威胁，让心理疾病远离我们，避免张国荣之类的悲剧在我们的身上重演？或者说，万一真的也像张国荣一样不幸患了抑郁症，那么该怎么办？

怎么办？就像身体得了病一样，唯一的办法是去看医生，出了心理问题，唯一的办法也是——去看心理医生。

于是，又必然碰到一个和中国的老百姓生病时同样面临的基本问题——"看中医？还是看西医？"

没错。不仅治疗身体疾病的医生分中医和西医，心理医生同样也分中西医。现代主流的心理学和精神病学基本上是属于西方知识体系的，但是，心理学的理论体系并不是唯一的。在中国古老的传统文化中，早已经对人的心理世界进行了深入探讨，积累下许多维护心理健康的宝贵知识，形成了一整套独特的心理学思想和理论体系，足可以同西方的心理学体系等量齐观。众所周知，中医在治疗身体疾病方面有许多是优越于西医的，同样，在预防和治疗心理疾病方面，中医也是有许多地方优越于西医的。

张国荣去世后，有人发现，他患抑郁症已经二十多年，并且一直坚持治疗，当然，他寻找的都是西医或西方理论背景的心理辅导师。于是，有些人便不禁会产生出疑问：为什么治疗了这么久，他的心理医生都没有将他的病治好，甚至连他的生命都没法挽救？他为什么没有去找中医或中国理论背景的心理辅导师呢？如果找中医治是不是会更好一些呢？

发出这样的疑问是有根据的。张国荣

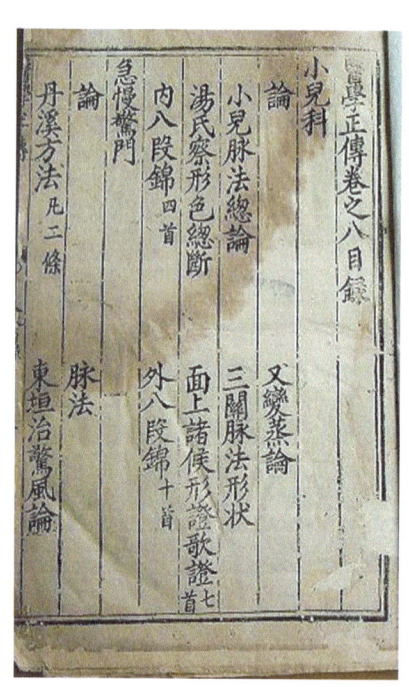

图4 《医学正传》书影

明代医家虞抟在其著作《医学正传》中首次提出了"郁证"的病名，并被同时代及后世医家广泛接受。事实上，中医学发现、研究和治疗该病的历史远早得多

所患的抑郁症，现代（西方）医学对它的发现和命名仅是近百年来的事情，而早在两千多年前，中医典籍中就对抑郁情绪产生的原理做了较系统的论述，在六百多年前的明朝，"郁证"就已经作为一种专门的病种被固定下来，这一疾病同现代（西医）所说的抑郁症几乎是同一回事。这说明，中国医学对抑郁症的发现要比西方人早得多。而且中医学已经对"郁证"的发病机理和治疗原则、治疗方法有明确而系统的阐述，还有大量成功治愈的案例。

这就的确有点令人匪夷所思了：如果张国荣当年看的是中医，难道他真的不会死掉吗？

我们不妨就来分析一下这个问题，或许真的可以找到一个让世人震惊的答案。同时，我们也不妨一边分析一边走进神奇的中医心理学的世界，看看在这个至今对大多数人来说尚显神秘的天地中，是否真的有老祖宗留下的一些灵丹妙药或什么有价值的东西，能给我们的心理健康带来帮助，甚至能为呵护全人类的心灵家园有所裨益……

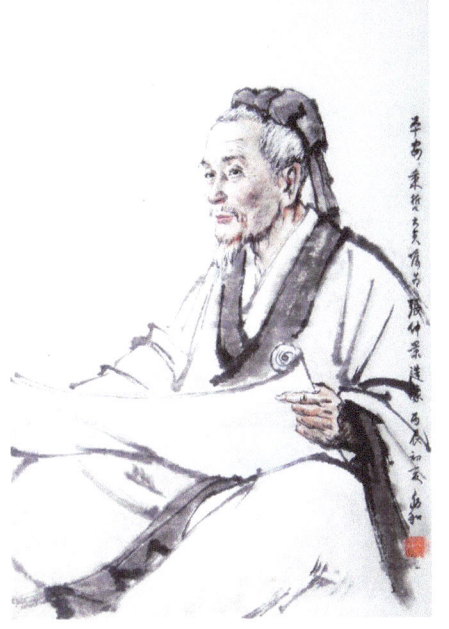

图5 张仲景像（作者：蒋兆和）

张仲景，东汉医家，著有《伤寒论》、《金匮要略》。他把《黄帝内经》的理论运用到临床实践中，创造了大量疗效显著的方药，并开创了中医辨证论治的原则和方法体系，被后世尊为"医圣"。他发现的"脏躁"、"百合病"等病，从今天的眼光看，都属于精神类疾病。这说明，中医治疗精神疾病的历史的确非常悠久

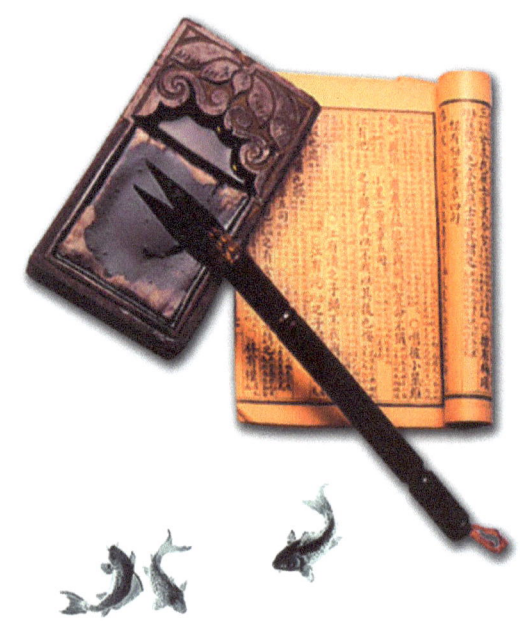

中医心理学的诞生 1

不过，在正式走进中医心理学之前，我们有必要先走得更远一点，了解一下在中医心理学还没有诞生之时，人类的心理发生了怎样的变化，人类又是怎样认识自己的心理世界的。因为只有经过这样的追根溯源，我们才能对人类心理这种功能的本来面目有更深刻的认识，才能对中医心理学的独到之处看得更加清楚。

 "啊！我是谁？"

众所周知，人不是上帝造的，也不是女娲造的，而是从动物进化而来的，人的一切生命特征和生理功能也都是随着不断进化而逐渐发展起来的。

人的心理功能自然也不例外，同样是进化的产物。最早的动物没有神经系统，所以根本谈不上什么心理功能。后来，动物进化得越来越高级，其神经系统才逐步由简单到复杂，先是出现了神经细胞，算是出现了最原始的心理活动，再后来出现了脊髓，后来又发展出了小脑，最后发展出了大脑，心理功能也随之越来越复杂，最后成为我们现在这个样子。

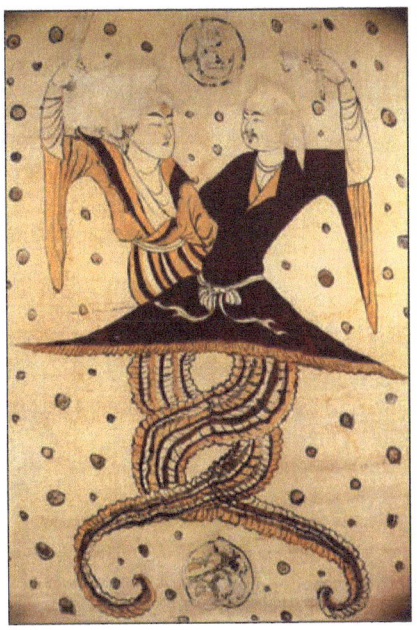

图6 女娲像

中国古代传说，人类的始祖是一个叫女娲的女神。女娲蛇首人身，和另一个神伏羲交合而生出了人类

自我意识

那么，就让我们设想一下：在很久很久以前，当人类还没有从动物中完全脱离出来的时候，人类最近的祖先——类人猿其实和牛、羊、狗等动物除了长相不同外并没有太大区别，不仅成天与它们生活在一起，而且心智水平也和它们差不多，并不比它们聪明多少。

当然，此时人类祖先和其他高等动物都已经进化出了比较高级的心理功能，

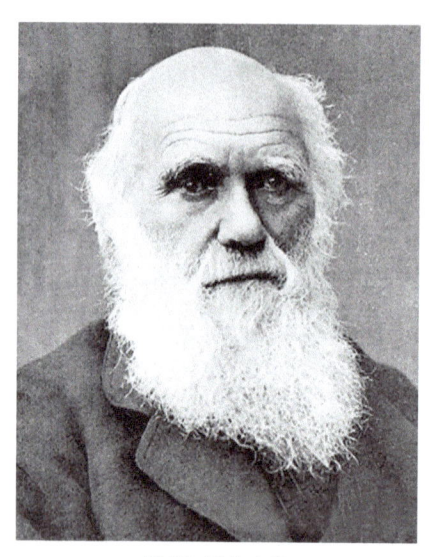

图7A 达尔文像

能够进行比较复杂的精神活动。比如，它们都有感知觉，能够通过眼、耳、鼻、舌、皮肤等器官感知周围环境的色、香、味、声音等各种信息的变化，并把这些信息整合在一起，从而在脑海中对周围的世界形成一个较丰富完整的印象；也有了情感活动，能够感受高兴、悲伤、恐惧等情绪；还有了一定的智力，懂得通过身边的线索（比如某种味道）来分析判断环境情况，懂得与同伴沟通协作等等。

但是，它们的心理活动总体来看是低水平的，其中最关键的是还没有自觉的意识，不能把自己同周围的东西完全分离开来，更谈不上反思自己。此时，它们所做的一切都是完全凭本能支配的。饿了就找东西吃，困了就睡，碰到敌人就攻击或逃跑，根本意识不到自己在做什么，为什么这样做。

但是，后来，人类的祖先离开森林走进了草原，开始学会直立行走。两只手不用走路了，就可以更多地从事一些其他活动，如采摘、打磨石头、制造一些简单的工具等。这些活动是比较精细和复杂的，需要脑更多地参与，于是慢

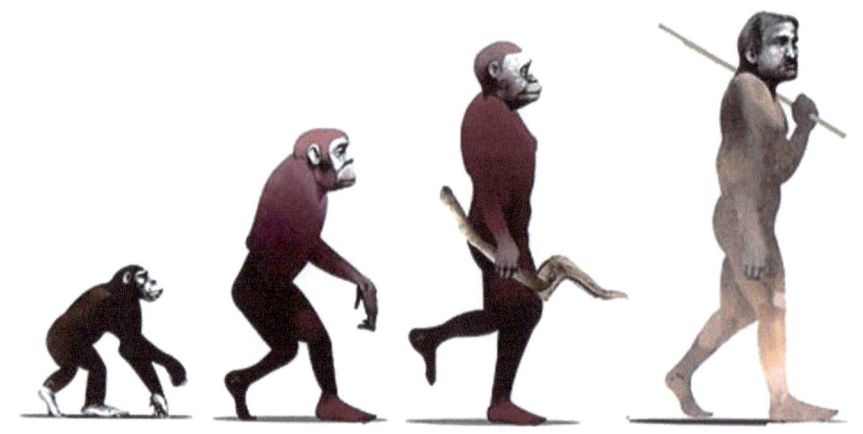

图7B 人类进化过程示意图

达尔文提出的进化论不仅能解释人的身体结构和生理功能的演化历程，还能解释人的心理功能的演化历史。用进化论的视角和方法研究心理功能最近几年成为心理学的一个重要分支，称进化心理学

慢地，人类的脑子越锻炼越聪明，智力水平越来越高，逐渐和其它动物拉开了距离。

直到有一天，就像一道电光划破黑暗，他的脑子里突然出现了一种奇怪的感觉：周围的所有东西中，有一部分是他的意念可以直接控制的（比如他的手和脚），想让它移动就移动，想让它停下来就停下来，而其余的部分是他的意念控制不了的（比如眼前的石头或树木），要想控制它们，对它们施加影响（比如要移动石头），必须用手去搬。同时还发现，他能感受到的所有感觉——疼痛、饥饿、开心、恐惧……也都和这部分有关，其他部分（如对面的树）的感受自己却感受不到。于是，他意识到了这个独特的部分其实和周围的其他所有部分有着一条明显的界线和本质的不同，他所有的活动和感受都是和这一部分统一在一起的，这一部分是一个独立的整体，于是他给这部分起了个名字——"我"。

这种确认自己的心理功能在心理学中被称为自我意识。自我意识的出现是人类精神发展的一个划时代的时刻，正是从这一刻起，人类的脑海中才把自己和周围环境真正区分出来，分出了什么是"你"什么是"我"，开始真正意识

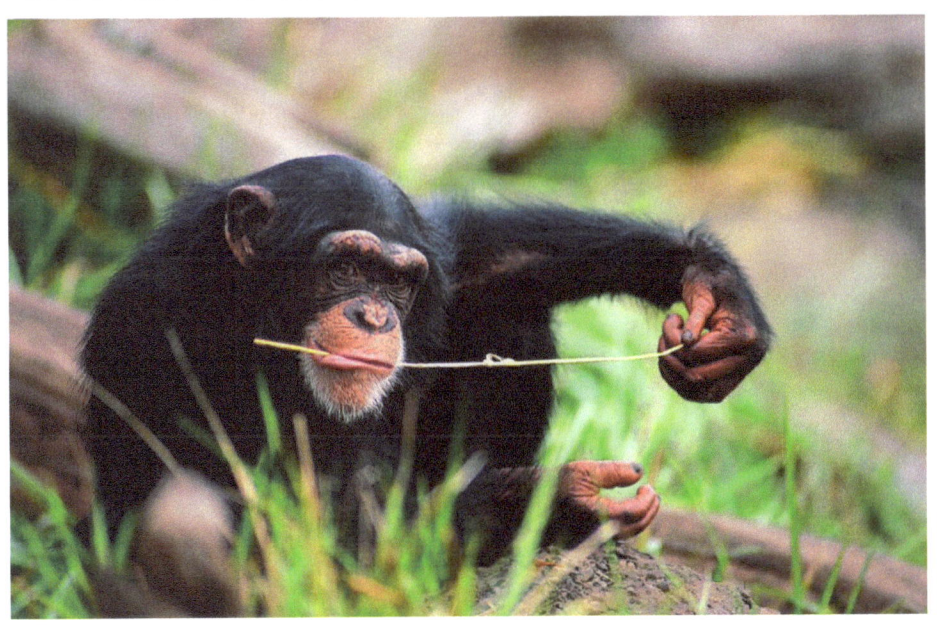

图8 猩猩使用工具

猩猩吃不到躲在窝里的蚂蚁时，会拿一根小棍伸进蚂蚁窝里，等待一阵后，再把小棍拿出来，吃爬在小棍上的蚂蚁。这一现象证明，猩猩具有一定的智力

到自己的存在。

走出伊甸园

没有自我意识的心理状态有点像刚出生的婴儿的心理状态。婴儿也没有自我意识,根本不知道"我是谁",区分不出"我"和"你"。因此如果他要吃奶,他的脑子里也是绝对不会出现"这是我,那是奶,我要吃奶"这样的想法的,而是完全凭本能,当他碰到母亲的乳头时,自动开始吮吸,他不知道自己在做什么,为什么要这样做。

没有自我意识的人类祖先也是这样。当他看到一个苹果时,他的脑子里是不会有"这是我,那是苹果,我要吃苹果"这样的想法的,而是完全凭本能,苹果的颜色、形象、气味传到他的身体中,就会触动他从祖先那里遗传下来的一整套程序,于是他在这套程序的驱动下,自动向苹果靠近,并自动完成采摘、进食的一整套动作。当他看到一条毒蛇时,脑子里也不会出现"这是我,那是蛇,蛇要咬我,我必须逃跑"这样的想法,而是同样完全凭本能,当蛇的形象进入他的脑海,就会触动也是祖先遗传的另一套程序,程序给了他一个逃跑的命令,于是他的肾上腺素快速分泌,内心产生出一种恐惧的感觉,双脚开始奔跑,向远离蛇的方向逃去。至于自己在做什么,为什么这样做,他的脑子里同样不清楚。

而一旦有了自我意识以后,这一切就都不同了。他开始懂得"这是我,那是苹果","这里是我,那里是蛇",不再把自己和周围的东西感觉混为一体,而是开始把他们当成可以认识的对象。

可以说,正是从这一刻起,人类才把自己同其他动物区别开来,人才真正可以被称为人。

人类只有有了自我意识,能把自己和环境区别开来,才有可能对周围的世

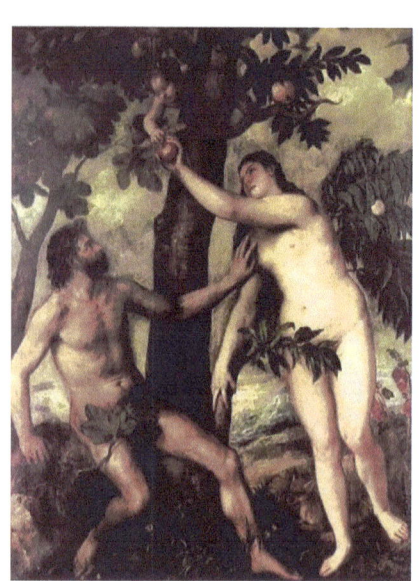

图9　油画《失乐园》

伊甸园是西方绘画的重要题材。从心理学的角度看,伊甸园的故事其实反映了人类心理发展的一个重要环节

界和自己进行反思。

《圣经》中说，上帝造出了人类的祖先——亚当和夏娃。亚当和夏娃最早是住在伊甸园中，生活得无忧无虑。直到有一天，受蛇的诱惑，偷吃了智慧果，有了智慧，才被上帝逐出，开始了人间的苦恼生活。当然，这个世界不存在上帝也不存在伊甸园。但是，失乐园的故事却反映出人类对自己历史的真实洞见。无忧无虑的伊甸园其实就是人类的意识还没有觉醒，不知什么是我什么是你，人类的所有精神活动都是和周围环境混为一体、模糊不分的。智慧果就是自我意识，人类一旦意识到自己的独立性，区分出了我和你，就再也不能和周围的世界混同在一起了，乐园也就失去了。

灵魂出没的世界

我们可以想像，在获得了自我意识的那一刻，人类肯定感到非常惊讶和陌生——啊！怎么会这样？那个又大又刺眼的东西（太阳）是什么？那个高高的东西（山）是什么？他为什么会站在那里？而这个正在想这些问题的人是谁？是我吗？那么这个我又是谁？我为什么会在这里？我以前在哪里？我从哪里来？我来到这里干什么？……我们同样可以想像，这些问题给人类带来了巨大的冲击和烦恼，他肯定为这些问题的困扰而痛苦不堪。

为什么人类文明诞生的早期都会出现宗教，而宗教教义的核心都是在解释上面提到的这些问题，正是因为这些问题是人类意识觉醒时最先碰到的问题，也是最让他们困扰的问题。

当然，他们在当时绝对不可能对这些问题做出科学、正确的解释，而只能用自己最基本的经验，即自己对自己的知觉和理解来解释。比如，为什么太阳会移动、会发光，他只能用自己的感受猜测，太阳肯定也和自己一样会想问题、会走路、会高兴、会发怒，只不过它和自己长得不同

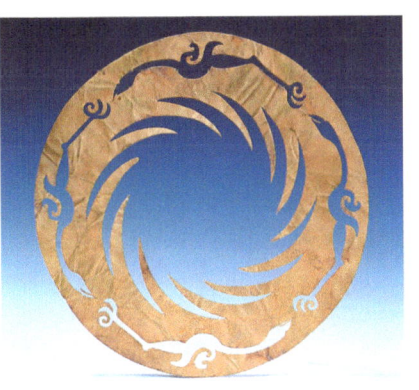

图10 金质四鸟绕日饰

商周时期文物。2001年出土于四川成都金沙村。其形状为四只飞鸟围绕着一轮太阳，印证了当时人们对太阳的崇拜，也间接地反映出当时人们的心理水平和特征

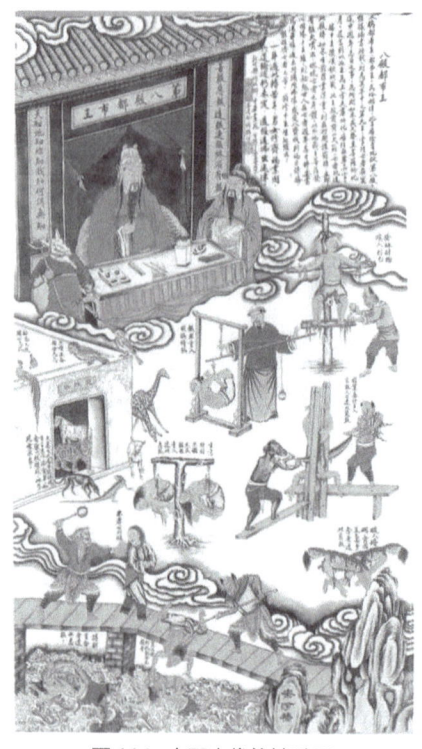

图11A 中国古代的地狱图

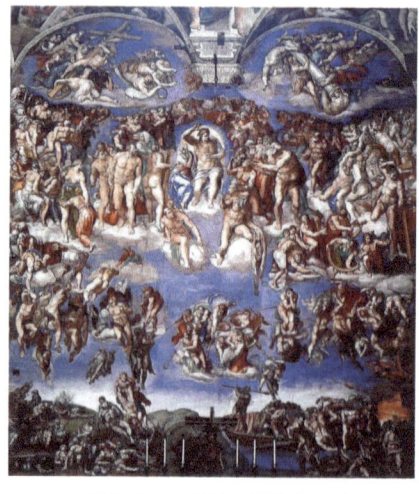

图11B 西方绘画描述的天堂

灵魂、鬼、神、天堂、地狱等观念是绝大部分原始文化的共同观念，反映出人类自我意识的早期特征

而已，而且威力比自己大得多，于是他们就创造了太阳神的概念。树为什么会摇动，会长高，会长出叶子？它肯定也和自己一样是自己要长高、要摇动，于是又创造了树神或树妖的概念。人类早期的神话和宗教都具有万物有灵论的特征，这和人类这个时期的心理水平和知识水平密切相关——他只能用自己的经验解释世界，所以把周围的所有东西都想像成和自己一样有感觉、有情感、有意识了。

显然，这个时期，人类非常关注自己在感觉、情感、意识方面的特征，他们之所以给周围环境的所有东西都赋予了这个特征，显然是因为他们自己非常看重这个特征，甚至于把这个特征看作自己最本质的特征。因此我们完全有理由推测，早期的人类肯定对自己的心理方面做过非常高度的关注和认真的思考（也就是说，他们对心理学是非常重视的）。但同样毫无疑问，他们不可能作出科学的解释，于是只能按他们的智力水平，发明了一个概念——灵魂。

灵魂的概念不仅中国有，外国也有，绝大部分的文化中都有，说明这是一个具有普遍性的概念。现在推测，人类之所以会发明灵魂的概念，肯定和人类早期对精神现象的观察和思考分不开，其中尤其与死亡和梦关系密切。

我们可以想像，当人类有了自我意识而开始对自己进行思考时，最能触动他们心理的应该是死亡现象了。因为死亡是他们最经常碰到的现象，也是他们最害怕的事情——怕死是所有动物的本能，何况人呢。死亡现象一定让他们疑惑万分：为什么人会死亡？为什么一个好好的、能说能动的人，一旦死去就变得僵硬，以前所有的知觉和能力全都失去？把死人和活人相比，他们最直观的感受就是，死亡意味着某种有活力的东西离开了肉体，而这种东西凭他们的体验就可以确认，正是那些令他们能感知、思考、悲喜、控制行动的东西，亦即所有的心理活动。

另一个能引起他们高度注意的现象是梦。在日常生活中，他们肯定有非常多做梦的经验，而他们也不难发现，做梦和死亡有某些类似之处：人睡着了，身体也会像死亡一样变得一动不动，而且同样失去了对周围环境的正常感知。但是，在梦境中显然他们是有意识的，他们能知道自己在哪里、做了什么。结合这些经验，他们自然而然得出一个结论：人的一切精神活动都是一种叫做灵魂的东西的功能，灵魂和肉体可以结合也可以分开，做梦时是暂时分开，死亡就是长久分开。而且梦境的经验显然也暗示他们灵魂离开肉体后，是可以去另外一个地方的。这个地方是哪里呢？于是他们就发挥想像力构思了天堂、地狱等等各种各样人间之外的世界，或各种肉眼看不到的异度世界。而这些世界里也是有和人的灵魂不一样的其他灵魂在活动，它们就是各种神仙或妖魔鬼怪。

这样一来，灵魂的概念、鬼神的概念以及天堂地狱等概念组合在一起就形成了早期人类最早的知识体系。人们用这个知识体系解释整个世界和他们生活中发生的一切。在人类历史的相当长一段时期内，这个知识体系一直都是人类文化的主题，控制着人们的思想，甚至直到今天它的影响仍然没有完全消失。

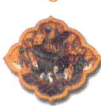

鬼神附体：对心理疾病的最早解释

对于疾病，不管是身体疾病还是心理疾病，在真正意义的医学和心理学诞生之前，灵魂和鬼神几乎是唯一的解释方法，而最普遍的说法就是鬼神附体，即认为导致疾病的原因是某种鬼或神侵入了病人的身体内部，干扰了病人的灵魂。因此，医治疾病的方法也就必然只有一条——求神或驱鬼。

驱鬼

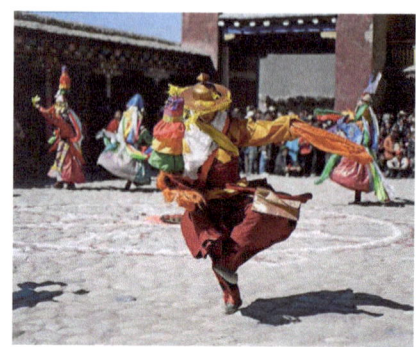

图12　藏族同胞在藏历驱鬼节的跳神仪式
（拍摄者：张鹰）

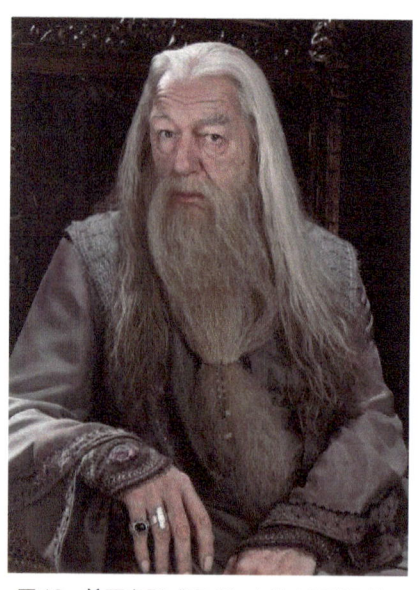

图13　美国电影《魔戒》中的白巫师形象

巫师是沟通人神的中介者。巫师不仅外国有，中国也有。中国史书记载，巫在殷商时代尤其盛行。从现代的角度看，巫事实上可以算是当时的高级知识分子，掌握着宗教、历史、医药等许多知识。《吕氏春秋》载"巫彭作医"，据此推测，巫也极有可能是中医学的一个重要源头

说到这里必须指出一点，有很多人认为心理问题是现代社会的问题，是现代社会发展的产物，越现代精神问题才越突出，在以前或者说古代，精神问题是很少的。这种观点是错误的，就像身体方面的疾病古今都有，心理方面的问题也是古今都有的，甚至有可能以前更多，只不过由于以前人们对精神世界的了解还不深入，对很多问题没有注意到，或者因为现代和古代社会环境的区别导致了心理问题的疾病谱有所不同罢了（就象古代人食物没有现代充足，肥胖和高血脂病人没现代多，而营养不良的病人更多）。

比如张国荣患的抑郁症，以前肯定也有。张国荣如果生活在几百年前或者生活在至今仍保持原始生活方式的部落里，周围的人们发现他很长一段时间一直委靡不振、闷闷不乐，部落里的长老或巫师就会得出一个结论：他受到了某个邪恶的神灵或魔鬼的侵犯，他的灵魂正在被鬼魂控制。于是，巫师就会为他举行仪式，对他施以各种法术，念咒语，说不定还会让他自作祈祷或忏悔，全部落的人会围着他载歌载舞，共同帮助他驱逐魔鬼，呼唤灵魂的觉醒。

你还别不相信，说不定张国荣会因此

而好转，因为这些办法虽然用现代的眼光来看觉得非常原始，其中却极有可能包含很多有心理治疗作用的因素。如巫术仪式和咒语就有点类似于现在心理咨询中的暗示疗法技术，祈祷和忏悔则近似于现代心理咨询中的倾述技术和暴露疗法，和众人一起跳舞则类似于现代的团体咨询和运动疗法，现代研究已经证明，融入集体和做运动对于抑郁症有非常好的疗效。

不过，其中有合理的成分并不等于它全部是合理的。总体来看，用对待鬼神的办法对待心理疾病，是不可能收到满意的效果的。最具代表性的例子是精神分裂症。

精神分裂症，特别是重型的精神分裂症，也就是通常人们所说的疯癫，在古代就存在，但当时的人们一开始并不把它当做疾病。法国思想家福柯在他的著述《疯癫与文明》中考证了古代欧洲对待疯癫病人态度的历史演变。据他的发现，在古代，人们最早把疯癫视为一种灵魂和鬼神完全沟通的状态，疯癫病人被视为有特异能力的人而被尊敬和膜拜。到后来，人们慢慢意识到疯癫也许并非和神灵有关，但他们仍然怕得罪神灵，因而采取了放逐的办法，把疯癫病人放在一条特制的船上，让他顺水而下，漂流到其他地方。直到近现代，人们才普遍认识到疯癫是一种疾病而和灵魂鬼神无关，于是采取了囚禁和强制治疗的办法。

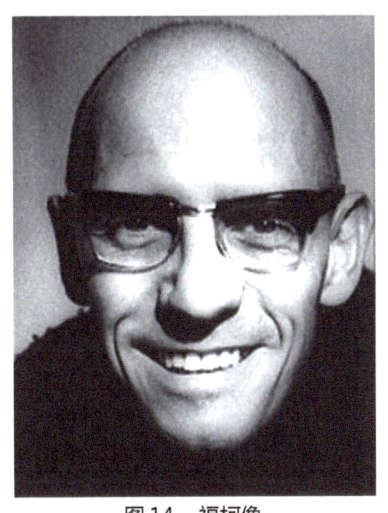

图14　福柯像

米歇尔·福柯（1926—1984），法国当代思想家

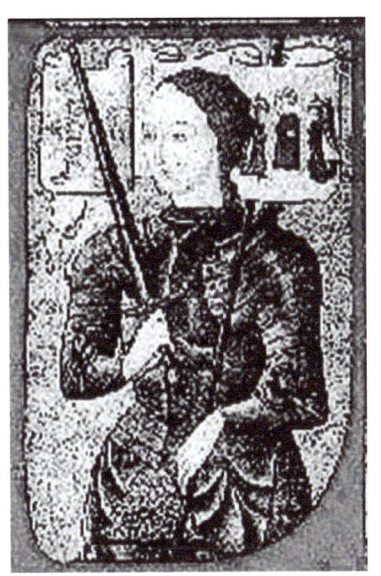

图15　圣女贞德像

圣女贞德可能是被当做女巫处死的最著名人物。从学术研究的角度看，她被处死有历史政治的原因，也的确同她的人格心理方面有一定的关系。不管怎么说，她的死证明欧洲历史上的黑暗和野蛮的一面，也说明了人类在揭示心理奥秘的道路上所经历的曲折

当然，这些做法还是偏向于比较温和的，还有很多做法是比较野蛮的。特别是对于一些病情较重者，病人可能会被浸在水中、抽打、烧灼，因为人们认为这样可以把体内的魔鬼驱赶出来，一些病人被折磨致死也不足为怪。较典型的事件是发生在15世纪至17世纪的"烧死女巫"事件。当时的欧洲已在文艺复兴时期，在西方文化史上一直被视为辉煌时期，但就在这段时期发生了丑恶的捕杀女巫事件。当时，教会、政府和民间会经常性地逮捕那些举止异常、行为怪异的女人，经过审判，宣布为和魔鬼结盟或犯其他十恶不赦的罪行，然后处死，其中绝大多数是被火活活烧死。据统计，从15世纪中期到17世纪末，至少有10万人被当成巫婆处死。现在看来，这些人大都是些冒犯了基督教权威的人、不配合当权者而闹事的人、人际关系不良的不合群者、行为怪异的人、处于社会边缘名声不好的妇女等等，显然很多的精神病人也会落入这一人群中。

行为怪异和精神错乱实质上是一种疾病而并非鬼魂附体的观念，在西方直到大约18世纪才被较为广泛地接受。于是，才普遍采取了对精神病人进行集中看管，并通过医学手段进行治疗的办法。

上述对精神疾病态度的变迁其实也折射出了人们对心理现象和心理疾病在认识上的变化。毫无疑问，灵魂说是不可能揭示人类精神现象的真正秘密的。不仅如此，相信灵魂只能使人们更加愚昧。人类要想探索心理世界的真正奥秘，只能另辟蹊径——即不从神灵的角度，而从自然的角度。

黄帝内经

学术界公认，人类最早对精神现象做出自然主义解释的，一个是古代希腊，一个是古代中国。

在古希腊是希波克拉底。其人被尊认为西方医学的祖师，现代医学的许多基本

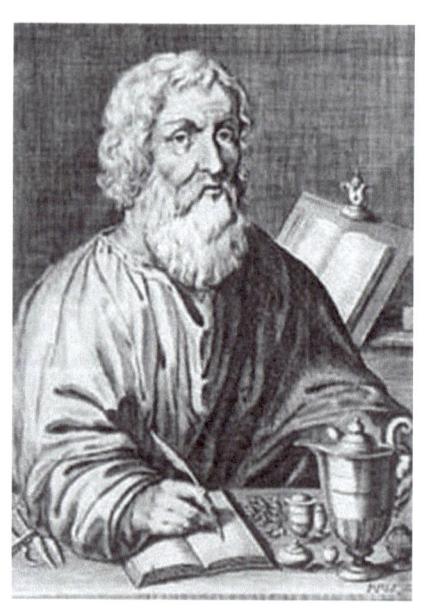

图16 希波克拉底像

希波克拉底（约公元前460年至公元前377年），古希腊著名医生，被西方尊为"医学之父"，西方医学奠基人。他提出的"体液学说"等观点对以后西方医学的发展有巨大影响

观点、方法都肇始于他。希波克拉底对心理学的贡献，就是他坚决反对当时流行的超自然的观点，而认为人类的精神活动包括各种精神疾病都是自然性的原因。比如，癫痫病当时人认为是"神圣的疾病"，而他在治疗癫痫病时，观察到"如果你切开头颅，会发现非常潮湿，有很多汗和难闻的气味。用这种方法你会明白不是上帝伤害人体，而是疾病"。他还提出了著名的"体液说"。他认为人体中流淌着4种液体：血、黏液、黑胆汁和黄胆汁，这4种液体和精神活动密切相关，它们的多寡和浓稀决定了人们在精神方面的不同表现。他的理论虽然在今天看来有点过于粗糙简单，但对后世心理学的发展却产生过很深远的影响。

在中国，最有代表性的就是中医学。

中医学的典籍《黄帝内经》成书于春秋战国时期，和希波克拉底基本上可以算同一个年代。在这本书中，对人类精神现象的本质是什么、如何产生、精神活动的一般规律是什么、精神疾病的成因和机制是什么、如何预防和治疗精神疾病等等都做了非常详细的论述。相比较而言，当时的中医学对精神现象和精神疾病的认识要比希波克拉底，也就是比同时代的西方医学深刻细致的多，也科学的多。后来，经过两千多年的发展，中医学在探讨人类心理活动规律和治疗精神疾病方面不断发展，逐渐形成了比较完善和独

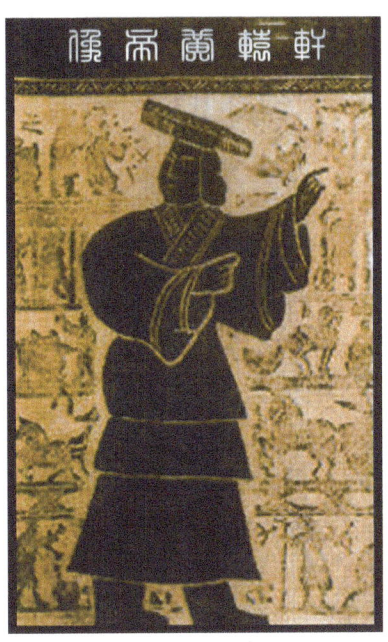

图17 黄帝像

黄帝（约公元前2697至公元前2599年），又称轩辕氏，中国远古时期的部落联盟首领。因有土德之瑞，故号黄帝。传说他播百谷草木，大力发展生产，创造文字，始制衣冠，建造舟车，发明指南车，定算数，制音律，创医学等，是传说中远古时代中华民族的共主，五帝之首

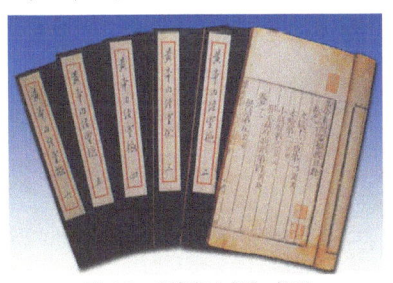

图18 《黄帝内经》书影

《黄帝内经》是中医学最古老的典籍之一。书中用两个人物——黄帝和岐伯对话的方式，阐述了对人体的生命规律、疾病的发生规律以及治疗疾病的原则和方法等的认识。该书奠定了中医学理论的基础。书中也有大量对人的精神现象和心理活动规律、心理疾病治疗等的阐述，也为中医心理学奠定了基础

具风格的理论体系，积累了许多宝贵的临床经验。而西方医学和精神病学真正对心理疾病有比较系统的认识只是近一百多年的事情。这说明，中医心理学不管从医学史的角度还是从实践的角度，其价值是不可低估的。

本书接下来的篇幅正是要从介绍《黄帝内经》的心理学观点开始，详细介绍中医学对人类精神现象和精神疾病的认识。不过，因为中医的心理学思想是同中医学的整个理论体系密切相连的，为了让大家更加准确地理解，我们有必要先对中医学的总体特征和大致面貌做一个简单了解。

早熟的中医

要了解中医学的本来面目，必须先从中国的传统观念——"天人合一"谈起。

天人合一

所谓天人合一，意思是说，宇宙（"天"）和人是联系在一起的一个整体。

这个道理其实很容易理解，主要包含两层意思：第一，宇宙和人是由相同的材料构成的。人生存在宇宙之中，是宇宙的一部分，人的生存完全依赖于宇宙自然，吃地上长的五谷杂粮，喝地下流的井泉清水，呼吸弥漫四周的空气，不可须臾分离。所以，构成人体的物质也正是构成宇宙的物质材料（即中医和中国古代哲学经常说的"气"）。第二，人的生命规律和宇宙的运行规律是一致的。就像小孩必然遗传他父母的基因，很多特征都和他父母亲一样，人是宇宙的产物，人也必然"遗传"宇宙的基因，人的生命必须依从宇宙的运动变化规律。宇宙是什么样的内部结构，人也必然是什么样的内部结构；宇宙如何运动变化，人也必然如何运动变化。

也正是因为人和宇宙存在这样高度的统一性，一定程度上我们完全可以把人体看成是一个小宇宙。也就是说，我们只要知道宇宙的运行规律，就能够推测出人体生命的运行规律，即完全可以通过了解宇宙的途径来了解人体。而中医学也正是这样做的，中医学的整个理论体系，正是按照这种从宇宙的角度认识人的思路和方法构建起来的。

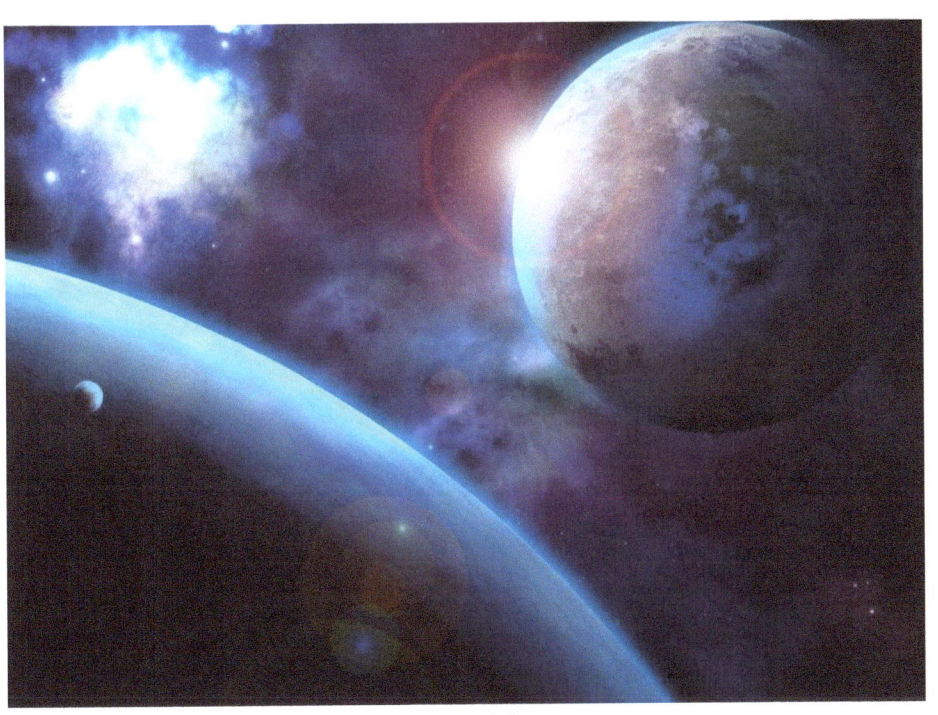

图19　宇宙

任何人都不得不承认，人是宇宙的一部分。人的生命中必然包含着宇宙运行的规律。中医学"天人合一"的观点反映了中国古人无与伦比的智慧

阴阳五行

那么，宇宙是如何运行的呢？中国的哲人们通过对天地宇宙大自然长期的观察思考，总结出了一个非常奇妙的模型——阴阳五行，也就是说，宇宙是按阴阳五行的规律运行的。

先说什么是阴阳。最原始的意义，阴指事物背对太阳的一面，阳指事物面向太阳的一面。后来阴阳概念被抽象成为概括性的描述，就是说，万事万物都可以分成对立的两个方面。太阳属阳、月亮属阴，快为阳、慢为阴，上为阳、下为阴，男为阳、女为阴……人体也可以分为阴阳：体表为阳、体内的脏腑器官为阴，头为阳、腔为阴，手为阳、脚为阴、手背为阳手心为阴，脏腑之中位于膈上的心肺为阳、膈下的肝肾为阴，脏腑器官之间又是腑为阳、脏为阴，每个脏腑之中又是功能性的气为阳、物质性的血为阴……

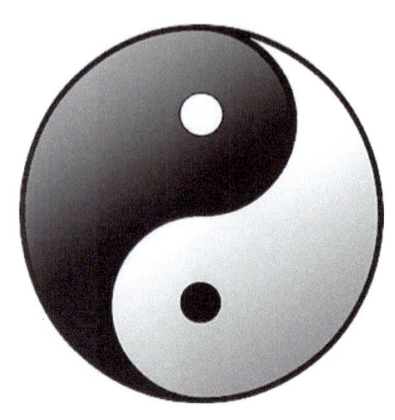

图20 太极图

太极图由两条"鱼"组成。黑鱼代表阴，白鱼代表阳。两条鱼颜色相反且互相"咬"在一起，表示二者是对立、斗争的。沿顺时针方向看，白鱼面积逐渐扩大，到一定程度时便停止扩大，而黑鱼又开始逐渐扩大，这种变化交替进行，这就是阴阳消长。黑鱼有个白眼，白鱼有个黑眼，意为阴中有阳，阳中有阴，二者可以互相转化，称作"阴阳互根"。太极图形象地说明了阴阳之间的关系

不管宇宙还是人体，阴阳之间又存在相互对立统一、相互消长和相互转化的关系，在相互斗争中保持运动和平衡。人体也是在各种阴阳关系的斗争中维持着生命的各项功能和动态平衡。

再说什么是五行。"行"是类别的意思，五行即金、木、水、火、土5种类别。这5种类别分别有其功能特点，比如"火曰炎上"，意思是说凡属于火类的事物都有炎热和向上的特点；"水曰润下"，意思是说凡水性的事物都有湿润和向下运动的特点。中国古代的哲人们认为，世界上万事万物的基本性质都可以归属于五行之一。于是，宇宙中的各种事物就都可以按照各自的功能属性而分成5种类型（如下表所示）。

自然界							五行	人体							
五音	五味	五色	五化	五气	五季	五方		五脏	五腑	五官	五体	五液	五志	五声	五脉
角	酸	青	生	风	春	东	木	肝	胆	目	筋	泪	怒	呼	弦
徵	苦	赤	长	暑	夏	南	火	心	小肠	舌	脉	汗	喜	笑	洪
宫	甘	黄	化	湿	长夏	中	土	脾	胃	口	肉	涎	思	歌	缓
商	辛	白	收	燥	秋	西	金	肺	大肠	鼻	皮	涕	悲	哭	浮
羽	咸	黑	藏	寒	冬	北	水	肾	膀胱	耳	骨	唾	恐	呻	沉

更重要的是，五行并非彼此独立，而是相互之间紧密联系、相互作用的。作用主要有两种，促进的、有利的叫"生"，抑制的、不利的叫"克"。五行

之间的相生关系就是木生火、火生土、土生金、金生水、水生木，形成一个首尾相联的环路；相克关系就是木克土、土克水、水克火、火克金、金克木，也形成一条首尾相连的环路。五行之间就这样通过相生相克关系组织在一起，形成了一个既相互促进又相互制约，你离不开我、我离不开我的精密结构（如下图所示）。宇宙和大自然正是依照五行生克的模型而运动变化的。

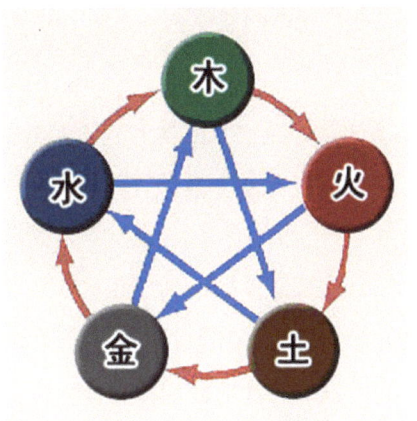

图21　五行生克结构示意图

图中蓝色箭头表示相克关系，红色箭头表示相生关系

脏腑气血

这是说宇宙，再说到人体。既然人体是小宇宙，那么人体也是按照阴阳五行的规律运行的。五行规律在人体的体现，就是中医学认为人体内也存在一个和五行一样的系统，就是脏腑系统。木、火、土、金、水五行分别对应肝、心、脾、肺、肾五脏。不仅功能相似，而且五脏之间的关系也类似于五行的生克关系。比如，五脏中的心属于五行的火，"火曰炎上"，因为心的基本功能就是升腾阳气，将之敷布全身，温暖人体；"火生土"，心火的阳气可以帮助脾土的运化功能，有利于营养的吸收；而"火克金"，肺金的作用是肃降，即引导人体的气血保持清冷和下降，和心火的作用正好相反，因而心对肺有制约作用。脏腑系统以五脏为中心，人体的其他各个部分分别与这五脏相联系。这样一来，人体从里到外、从上到下，就形成了一个以五脏为核心，各部分、各层次相

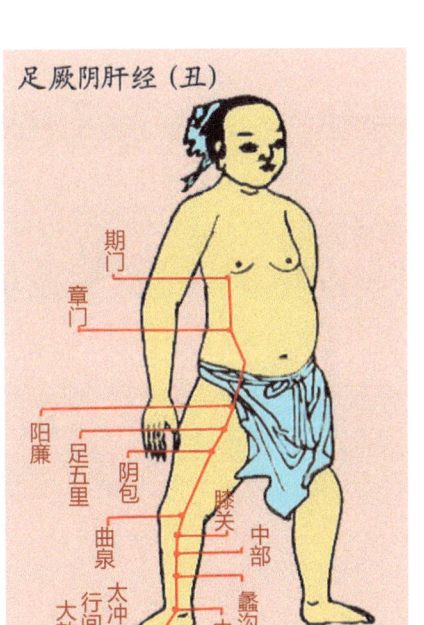

图22　古书中的人体经络路线和穴位示意图

中医学所说的经络是一个庞大的网络系统，包括十二正经、奇经八脉、孙络等等。图中示意的是十二正经中的一经——足厥阴肝经的循行路线和上面的穴位

中医心理学的诞生

互有机联系的整体。

脏腑是人体的宏观部分。中医学还发现了人体的微观部分，那就是气血精津。另外还发现了人体中有一个巨大的网络系统，即经络。脏腑系统、气血精津系统和经络系统共同构成了人体的生命系统。形象点儿说，如果把人体比喻成一辆汽车，那么，车上的各种零件就是脏腑器官，不同的零件有不同的功能，只有这些零件配合在一起协同发挥作用，汽车才是一辆完整的汽车，才有可能发挥它的各项功能。但是，这些零件是不可能自己运行的，必须有汽油、电流、润滑剂等各种精微物质来提供能量、信息和其他辅助，气血精津就相当于这些物质，它们为各个脏腑和人体正常功能的发挥提供能量、营养、滋润、信息等等。而经络就是把各项功能联系在一起的电线、油路管道等等，只有通过经络系统，气血精津这些东西才能被运输到全身，全身各部才能发挥出功能。显然，脏腑、气血精津、经络这3种东西哪一样都不能少，而相对而言，脏腑又处于核心地位。

现在，脏腑、气血精津、经络这些东西都具备了，那么，人体是不是就可以工作了呢，还不行。就像一辆汽车，零件全部安装妥当，线路管道也都没问题，而且充好了电、加满了油，是不是这辆车就可以跑了呢？不行，因为还缺最重要的一个角色——司机，没有人驾驶，再好的车也走不了。对于人体来说，也必须有这样一个司机，这个司机就是——"神"。但是请注意，这个"神"并不是"鬼神"的"神"，而是"精神"的"神"。中国的古文字中，这个字是最常被用来指人的心理功能。中医对这个"神"的规律的认识，就是我们所说的中医心理学。

形神合一

那么，中医学又是如何认识"神"的呢？先让我们看看一些最基本的观点：

——"神"是身体发育到一定程度的结果

《黄帝内经》说"血气已和，荣卫已通，五藏已成，神气舍心，魂魄毕具，乃成为人"。这句话是描写人体生命的形成过程的，也就是人在娘胎中的发育过程。大意是，先是血、气之类细小精微的物质结合、混合在一起，然后出现一些简单的组织结构（"营卫"），再后来由这些简单的组织结构渐渐分化形成了各种脏腑器官（"五藏"），"心"这个器官就逐渐有了能产生精神活动的物质基础（"神气"），最后较完整的精神机能产生了（"魂魄毕具"），到这时，一个完整的人就孕育成形了。这段描述虽然简单，但它描述的人体胚胎发育过程即使是现在看来，也是相当准确的。几千年前的中医学能对人在胚胎时期的发育过程做如此生动而准确的描述，真是不得不令人钦佩。

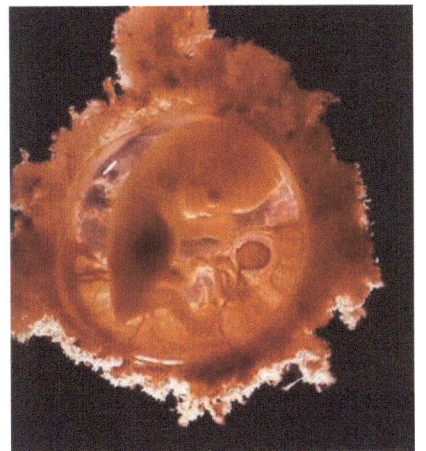

图 23A 人体胚胎照片

—— "神"和"形"是相统一的

中医学有个非常重要的说法——"形神合一"。"形"即人的血肉之躯和生理功能，"形神合一"的意思就是人的心理功能和生理功能是合二为一，二者紧密结合在一起，互相依存，不可分离。

《黄帝内经》说"人禀天地阴阳之气以生，借血肉以成形，以气周流于其中以成其神，形神具备，乃成全体"，意思是说，人是大自然的产物，借助血肉之躯而成为人形，气在人体中活动周流而产生心理功能（神），形和神这两种东西都具备了，才成为完整的人。又说"形者神之体，神者形之用；无神则

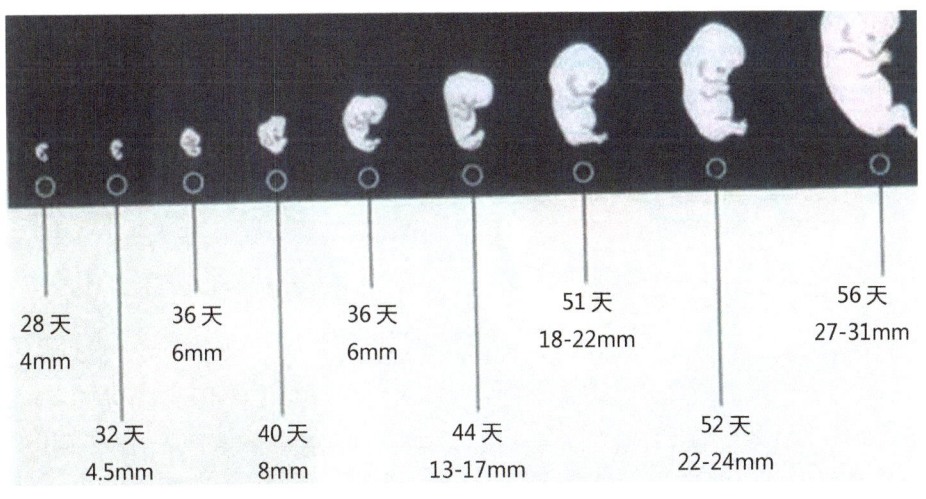

图 23B 胚胎发育过程示意图

人体生命在母腹中发育到一定程度，神经系统基本完备后，才有可能产生心理功能。古老的中医学早就发现了这一规律

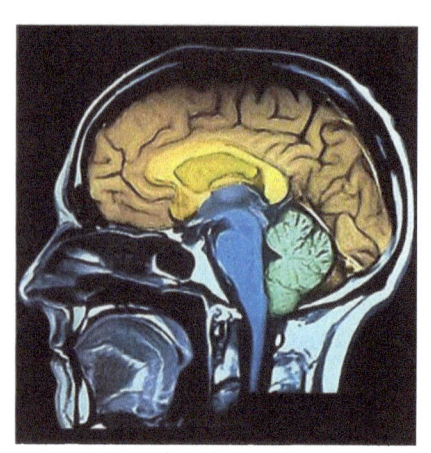

图 24 人脑示意图

形不可活,无形则神无以生",意为生理功能是心理功能的基础,心理功能是生理功能的作用。没有心理功能,就没有生理活动,人就不能成为有生命的人,没有了生理功能,心理功能就没法产生。

——"神"是人体特定器官的一种功能

《黄帝内经》说"心为君主之官,神明出焉"。明确指出,心理活动是心这个器官的功能,而且指出心的作用是指挥人的行为,就像发号施令统帅国家的君王一样。

说到这里可能有的读者会问,现代科学已经证明心理功能主要是神经系统特别是脑的功能,中医学却说是心,这不是错误的吗?这就需要特别解释一下。正如前所述,中医学对人体生命活动规律的认识主要是以宇宙的阴阳五行规律为模型推演出来的,因此,中医所说的肝、心、脾、肺、肾尽管和解剖看到的肝脏、心脏、脾脏、肺脏、肾脏有一定的对应关系,却不是严格的一一对应关系,更准确点说,中医学

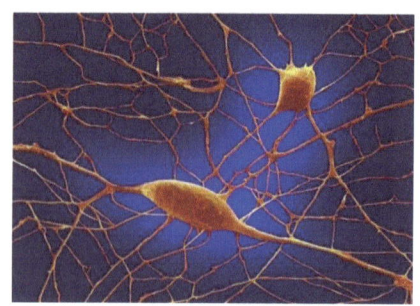

图 25 神经元示意图

神经元是大脑和脊髓中最小的细胞单位,它的结构和人体其他的细胞有明显不同。现代医学已经发现,神经元细胞之间的电荷传递和小分子传递活动,是人类心理活动的物质载体。这也从微观的角度解释了中医学"形者神之体,神者形之用"的观点

所说的五脏实际上是指5种不同的功能体,而不是具体的器官。如果把中医的五脏一定要同解剖上的五脏对应会闹很多笑话的,比如中医说"肾主骨",还"主生殖",从解剖上看,骨头、生孩子同肾脏根本风马牛不相及,可用补肾的中药的确可以有助于骨折的愈合,也有助于增强生殖功能。同样道理,中医说"心主神明",并不是说心脏主管心理功能,此"心"非彼"心"。而对于脑的作用,中医学也早有认识,《黄帝内经》就说"头者,精明之府",意即头是精神活

动所在的位置，显然已经比较明确的知道脑是心理功能之所在。

── "神"有赖于一定的精微物质基础

《黄帝内经》说"人有五脏化五气，以生喜怒思忧恐"。喜怒思忧恐是情绪，是非常重要的精神活动方式，这句话的意思是说，这5类情绪活动不是凭空产生的，而是在由五脏产生的5种不同的精微物质（"气"）的基础上发生的，这些精微物质是情绪活动的基础。现代医学研究已经发现，人类的情绪功能的确同神经系统和内分泌系统所产生的微观化学成分有关。比如张国荣得的抑郁症，抑郁这种情绪就是因为中枢神经系统多巴胺物质分泌减少造成的。

以上只是列举了中医学关于心理活动的一些最基本的观点，还不是中医心理学思想的全部。即使从这些观点来看，我们也应该感到无比惊讶。因为这些观点即使在医学和心理学已相当成熟的今天看来，也是相当科学、精确的。而更为可贵的是，这些观点是产生于两千多年前，人类的知识体系还基本上是在宗教的神灵世界的统治之下的时刻，因此这些观点的出现事实上是在黑暗中开出了一片曙光，为科学认识人类的精神世界开辟了一条光明大道。

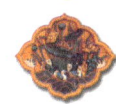

中医心理学的诞生

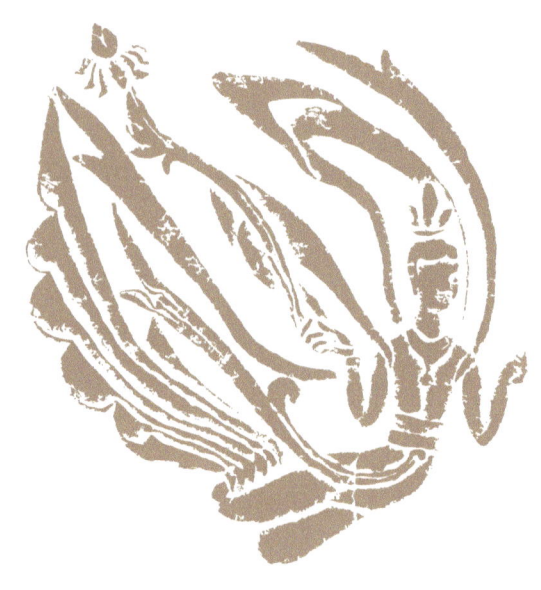

揭开"心"的神秘面纱 2

不管中医还是西医，也不管中国人还是外国人，无论是谁，当他要研究人类心理这个东西时，肯定不约而同地会首先被同一个问题困扰：要从何处下手？

因为要想研究一个东西，必须先有一个最基本的条件，那就是这个东西是能看得见、摸得到的，能被摆在我们的面前被我们观察。比如，要研究浩瀚的宇宙，我们可以通过天文望远镜进行仔细的观测；要研究微观世界，我们也可以通过显微镜，将肉眼看不见的东西放大几百倍甚至几万倍，直到我们能清晰地看到它们。即使是研究我们自己，即人类肉体的生命规律，我们也可以做到将一具尸体放在面前，进行解剖，切开皮肉来看看里面有些什么东

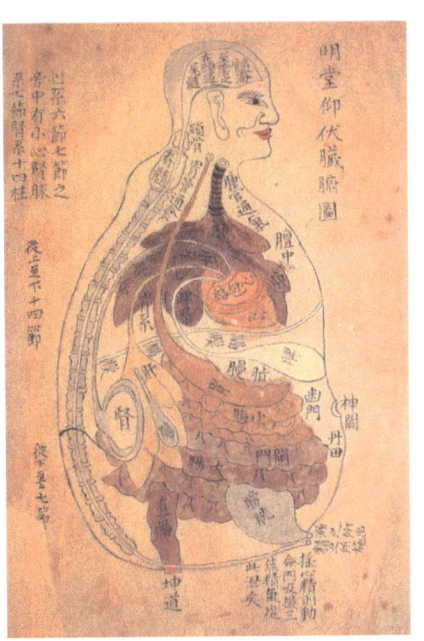

图26 中医古籍中的脏腑图
由这幅图可以看出，古代中医也从事解剖活动

西，或者是用活的动物做实验，因为我们仅凭经验就能确定，在生理活动规律方面，人和其他动物是有接近之处的。

但是，这些方法对研究心理现象都不适用。人的心理活动是看不见、摸不着的，用任何设备也观察不到人的内心世界到底是什么样子，解剖也没用，人一旦死亡，一切心理活动就完全消失，即使你打开脑子也看不见任何东西。拿动物做实验也用途不大。也许人和狗在吃饭、拉屎、呼吸、血液循环等生理方面本质上并没有什么不同，但在心理方面显然有本质的不同。狗不会说话、不会唱歌、不会思考问题、不会写字画画、不会创造工具、不会像张国荣似的得抑郁症和跳楼自杀。研究狗的心理并不能揭开人心理的秘密。

19世纪俄国最伟大的文学家列夫·托尔斯泰对人的心理世界非常好奇，他想把自己一整天的内心活动都完整地记录下来以便于研究，但他很快就发现行不通。因为就在他开始留心自己的心理活动时，他发现自己的心理活动其实就已经受到干扰而发生改变了，已经不再是先前的样子了，对心理活动完全忠实的记录是不

可能的。

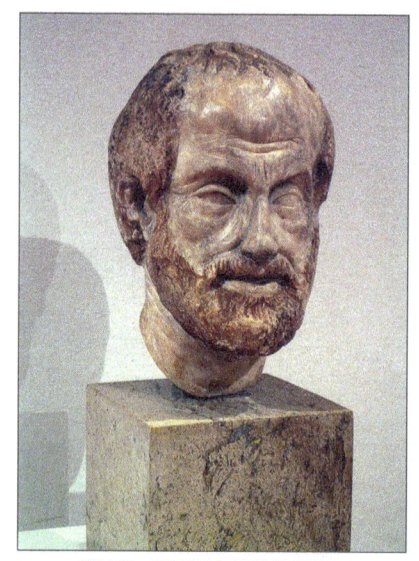

图27 亚里斯多德头像雕塑

西方心理学也有功能主义的传统，开始于古希腊哲学家亚里斯多德，不过西方功能主义心理学所取得的成就与中医心理学相比应不可同日而语

正是由于心理学研究既找不到一个能看得见、摸得着的研究对象，也找不到一套切实可靠的实证研究方法，直到今天，很多国家的知识界都不把心理学当成科学。

那么，这样说来，是不是就没有可靠的方法来研究人的心理规律了呢？当然有，尽管研究心理的确比研究其他东西难得多，可心理规律并非完全不可知的。即使我们不知道"心"的内部是怎样工作的，至少通过观察和体验我们也能知道"心"对外可以干些什么，即心理具有哪些功能。知道了心有哪些功能，我们也就大致可以了解心理活动的基本规律，看透"心"的真面目了。这种研究方法称为功能主义，也正是中医心理学的基本方法。

中医学认为人的心理有3类功能，分别是五神、五志和睡梦。

五神：最基本的心理功能

"神"是中医学中一个非常独特的概念。它有不同的含义。广义而言，"神"是所有心理活动的统称，"神"包括五类，即神、魂、魄、意、志，统称为"五神"。而中医学认为，这5种心理功能又分别由5个不同的脏腑所支配，这就是"五脏藏五神"理论。

心藏神

这个"神"就是狭义的"神"，相当于现代人通常所说的"意识"。

什么是意识？不妨先这样设想一下：你去医院看病，当你走到医院门口，看见医院的招牌，你知道地方到了。你找到医生，医生问你："你叫什么名字？"你能很准确地回答出来，医生又伸出两个手指问你："这是几？"你回答说："这是二。"医生就会得出一个结论：你的意识是清楚的。

相反，如果你看见了医院的招牌，却以为是到了超市，医生问你叫什么名字，你说叫周润发，或者你根本都反应不过来你是谁，或者你根本就不知道医生在讲什么，也不知道你到底为什么会来到这里，那么，医生就会判断出，你的意识是不清楚的。

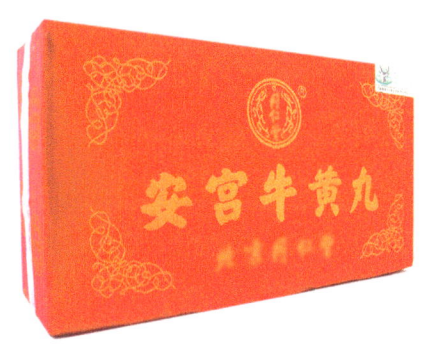

图28　北京同仁堂产安宫牛黄丸

安宫牛黄丸是一种专门用于救治因热扰心包而致的意识丧失、昏迷不醒病症的中成药，临床疗效非常显著，被誉为中医急救药的"三宝"之一

意识不清楚不一定是有病，正常情况下也会有意识不清楚的时候。比如，你在上课或在会上听领导做报告的时候，也许会不自觉地打起瞌睡。这时候，你觉得周围的东西都在变模糊，老师、领导讲些什么你也听不清楚了，你周围发生了什么事也不知道了，这时你就是意识模糊了，当你完全睡着的时候，你对周围环境就完全没有感觉了，这时候也可以说你的意识消失了。

心理学中"意识"这个概念，就是指你能不能清楚、正常地认知周围环境和你自己的能力。

意识是非常重要的。人的一切活动都是受意识指挥的，就拿吃饭这么简单的事来说，你首先是看见前面碗里的东西，能够认出来那是饭而不是其他东西，然后判断出那碗饭是供你吃的（而不是给别人），最后你能够明确无误地指挥自己的手拿起筷子，伸向碗，夹起饭，收回来，把饭送进自己的嘴巴。这一整套动作和心理过程，都是在意识的指挥下完成的。可以想像的到，一旦没有了意识，人几乎无法生存。

中医学认为，"神"（意识）这种功能属于心这个脏所掌管。也正因为意识的功能非常重要，所以《黄帝内经》又说"心为君主之官，神明出焉"，把心比喻为全身的君主，人的所有活动都必须听从心中意识的指挥。

揭开『心』的神秘面纱

心的功能状态同"神"（意识）的正常与否有密切关系。心的功能正常，心血和心气都充足，神（意识）就清醒，能够准确地认物，流利地说话。心的功能一旦失常，往往就会导致神（意识）发生障碍。如心的阳气或阴血不足，就会导致意识不够清醒，昏昏欲睡。心中的火热之气太甚（如中暑或发高烧），就会热扰心包，导致意识恍惚，说胡话。痰迷心窍，则会导致意识完全丧失而昏迷或意识完全错乱而发生疯癫。

肝藏魂

中医学说的"魂"同人们通常说的"灵魂"有一定的联系，却并不是一回事。

前文提到，人们最初发明灵魂的概念，是同对死亡、梦等现象的认识有关。人睡着以后是感觉不到周围环境的，但是在梦境中，他却能够感觉到自己的存在。于是，人们产生了一个观念，那就是存在一个精神的自己，这个精神的自己在睡着后会离开肉体而到处周游活动。这个精神的自己就称作"灵魂"。

灵魂不一定仅在梦中离开，清醒的时候也会离开，典型的例子是《红楼梦》中的贾宝玉。贾宝玉的魂靠他从娘胎中带来的那块玉石来守护，一旦玉石丢失，灵魂也就离开了。《红楼梦》书中描述了几次玉石丢失的情况，灵魂跑掉的贾宝玉整个人就失去了灵气，变得呆头呆脑，虽然仍然能吃喝拉撒，但他对自己是谁、自己在干什么都不知道，成了一具行尸走肉。

艺术是来源于生活的，小说中贾宝玉的这种"失魂"现象在真实的生活中也是存在的。中医显然也注意到了这种精神现象，而且也是用"魂"来解释这种现象的。

但是，中医学不承认"魂"是一种独立的东西，而认为那仅是人的一种心理功能。是一种怎样的功能呢？就是自己对自己的感知功能，即知道"我就是我"的功能。人在清醒的时候能够感觉到自己，即知道"我"是"我"，就是"魂"的功能在发挥。晚上睡着了，意识的其他部分消失了，但对"我是我"的知觉还在，因而，他还能清晰地觉知梦境，能够指挥自己在梦境中的行动。显然，魂和前面说的"神"即现代所说的"意识"是联系非常紧密的，一定程度上可以说，"魂"其实就是一种意识，只不过是一种非常特别的意识功能，和现代心理学所说的"自我意识"非常接近。但"魂"又不完全等同于自我意识，因为中医学又特别关注魂在梦、幻觉等方面的意义，认为幻觉、梦这些特殊的心理现象是魂的作用。而现代心理学一般认为幻觉、梦是自我意识功能减弱，而潜意识在发挥作用。因此，中医学的"魂"又同现代心理学所说的潜意识有一定的关系。

中医学认为，魂与肝有关，为肝所控制，而且尤其与肝中的血关系密切。《黄帝内经》说"肝藏血，血舍魂"，意为肝的作用是收藏血，而魂是居住在血中的。因此，肝的功能正常与否直接关系到魂的功能。如肝的功能正常，肝血充足，魂就会深藏不露，安静而不妄动，人的睡眠就安稳，较少做梦，也不会出现幻觉。但是，如果肝的功能不正常，特别是当肝血不足时，魂就藏不住了，就成了所谓的"魂不守舍"，妄动而无法安静，人就会睡不安稳，出现夜梦多、梦游、梦呓（说梦话）、半夜惊醒等症状，还会出现幻觉，看到现实不存在的东西，听到现实不存在的声音，也就是人们常说的"活见鬼"。这也提醒我们，如果有人对你说他

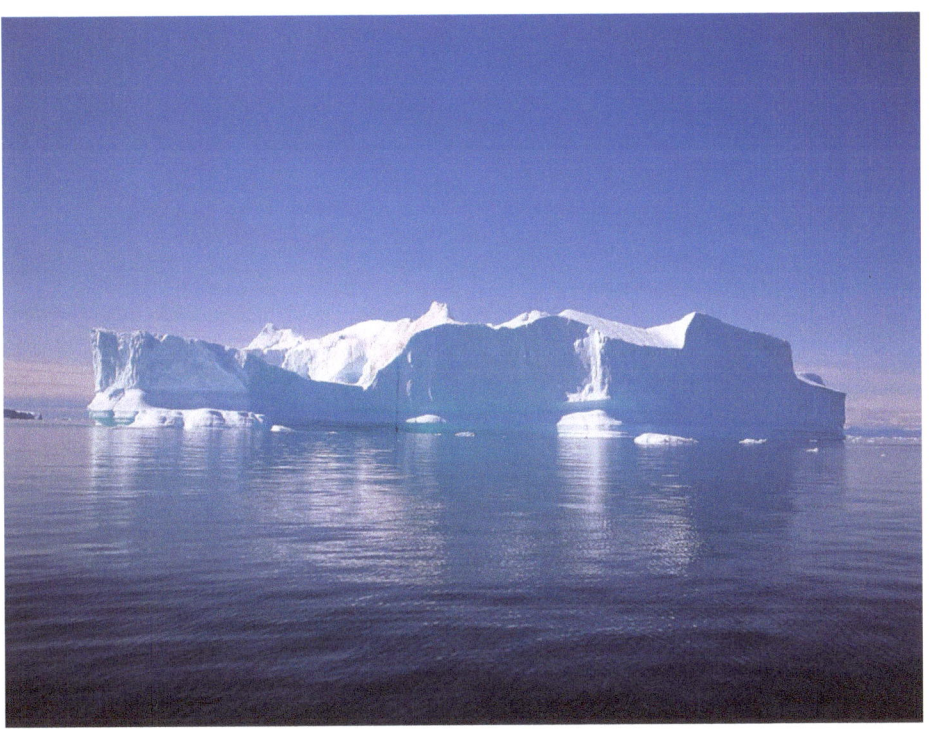

图29 潜意识理论与冰山模型

潜意识是弗洛伊德创造的概念。弗洛伊德认为人的意识分两个部分，表层部分即我们通常所说的意识，里面的内容是我们能够感知到的；里层部分的内容是我们正常情况下无法感知到的，即潜意识。心理学中常用冰山模型描述潜意识，冰山浮在水面上的部分就是意识，沉在水面下的部分就是潜意识。中医心理学所说的"魂"应与意识、潜意识都有密切的关系

能看见前世未来、神仙鬼怪、异度空间或已经死去的人,你千万不要相信他有特异功能,而是要首先怀疑,他是不是肝血严重亏虚。

肺藏魄

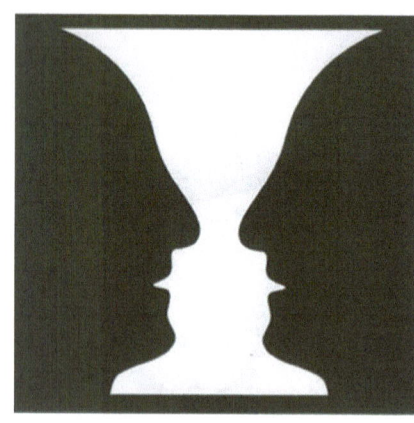

图 30 杯子和人面错觉图

你看到了一块白色的部分和一块黑色的部分,这就是感觉。而对这个黑白图案,你觉得是一个酒杯还是两个面对面的人脸,这就是知觉。显然,知觉是在感觉的基础上形成的,而且会对感觉到的东西产生新的解释。推而广之,同一个世界、同样一句话、同样一件事,不同的人会产生不同的认识。这既是人类心理功能的局限性,也是其丰富性和奇妙所在

魄指人对冷热痛痒等的感知能力以及对外界刺激的反应能力等,总之是一些与身体关系较直接的比较低级的心理能力,大致相当于现代心理学所说的感觉、知觉、条件反射等。

所谓感觉,就是你通过眼、耳、鼻、舌、皮肤等人体上的感觉器官与外界事物接触所产生的感受(颜色、形状、声音、气味、味道、硬度、温度等等)。所谓知觉,就是在感觉到的所有信息的基础上,对你所要感知的对象,形成了一个整体的印象。

比如,你的身边有一个东西——比如是一个橘子,而且我们暂时假设你从来没见过橘子这种东西,你先通过眼睛接触它,感受到了它的颜色和形状;再用手去摸它,感受到了它的硬度和光滑度,再用鼻子凑近它,闻到它的气味,再用嘴咬开它,舌头感受到它的独特味道,这些感受都能在你的心里形成独特的印象,它们都属于感觉。当你感受完毕这些信息后,你的脑海中就会对眼前的这个东西形成一个整体的印象,把它看成为一个独特的东西,这就是知觉。

汉语中魂魄常并提,说明"魂"和"魄"的确关系密切。这是有道理的。感觉和知觉是心理功能的基础和起点。一个人只有眼睛能看、鼻子能闻、皮肤能触、手脚能动,才可能感知周围环境和自己,才能在心理上形成对外部世界和自己最基本的印象,在此基础上,才能产生自己对自己的完整的知觉和意识(即"魂")。魄是魂的基础,魂离不开魄。离开了魄,魂就不可能产生或不可能

发挥作用。想想看，如果你一生下来就眼睛不能看、耳朵不能听、鼻子不能闻、皮肤不能触、手脚不能动，你能知道你是谁吗？

在临床上，特别是在一些重病人身上，也会碰到这样的情景：病人已经陷入昏迷，完全无法辨别周围环境，也不知道自己是谁，也就是说，他的意识（魂）已经基本丧失。但是，此时如果用针刺他的手或脚，他会一下子把手脚收缩起来，这说明他知道痛；你大声叫他，他也许会把头转过来，眼睛也会看着你，但你和他说话他没有任何反应，或者胡乱嘟囔，不知所云，这说明他能看到、也能听到，但他不知道自己看见什么、听到什么。这种状态就是魂的功能已经丧失，但魄的功能还在，即"魂飞魄未散"。等到连这些最基本的反应都没有的时候，就是"魂飞魄散"，离死不远了。

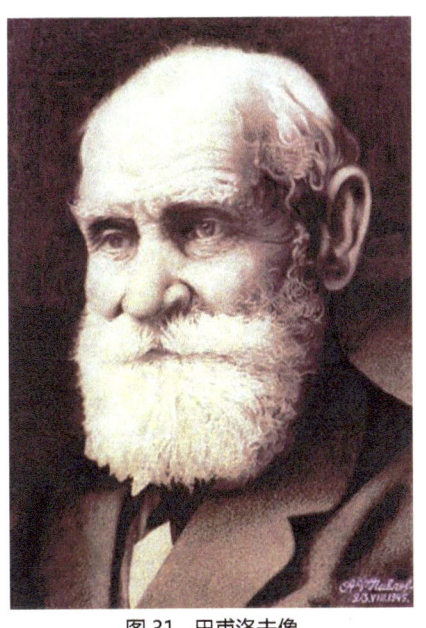

图31 巴甫洛夫像

巴甫洛夫·伊凡·彼德罗维奇（1849—1936），俄国生理学家、心理学家，曾荣获诺贝尔生理学或医学奖。他通过动物实验来研究人神经系统的反射机制，发现了条件反射。从中医心理学的角度看，他研究的内容正属于"魄"的范畴

魄还有一层意思是指魄力。魄力指一个人做决断的能力，人们一般对做事果断、坚决的人称为有魄力，而称遇事犹豫没主见、做事缩手缩脚的人为缺少魄力。魄力和现代心理学所谓的意志、人格等范畴有关。

中医学认为，魄的功能主要由肺来掌控。肺的功能正常，肺气充足，则对冷热痛痒等的感觉正常，意志坚定，行事果断有魄力。肺气不足则对冷热痛痒的感觉过度敏感或过度迟钝，情绪忧郁，意志脆弱，行事优柔寡断，没有魄力。

脾藏意

当你正认真读这本书的这一页的时候，有没有想到今天的股市行情或女朋友？你肯定没有，如果有的话，那就是你肯定没有看清楚这一页的内容。俗话说，一心不能二用，这是人类心理的一个基本特点，当你心里想什么事，注意力就会

集中在这件事情上。《黄帝内经》说"心之所存谓之意",就是说,心放在某个对象上的功能就叫做"意",这个"意"就是"意念"的意思,其内涵相当于现代所说的"注意"。

而人们之所以会注意某样东西,绝大多数情况下是因为脑子要琢磨这个东西。想想看,当你的眼睛一转不转地盯着电视屏幕、股市行情表、一本书或者一个美女时,是不是因为正在被这些东西吸引,此时此刻,脑子里琢磨的都是这些东西?所以,"注意"这种功能一般都和"思考"这种功能联系在一起,也就是说,"意"其实也包含着思考的意思,即现代心理学所说的思维。

中医学认为"脾藏意",意思是说,注意、思维等心理功能是由脾这个脏器来掌管。

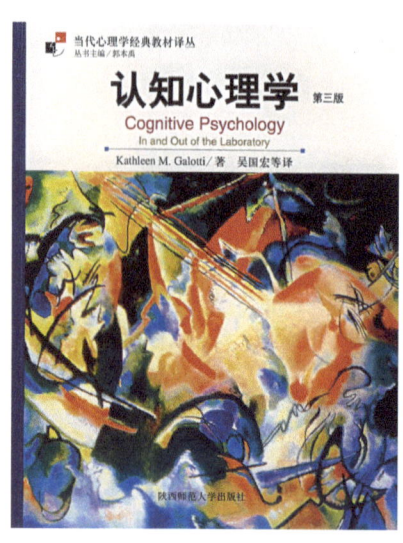

图32 《认知心理学》教材

研究"意",即研究人究竟是如何认识世界、如何思考的问题,已经成为当代心理科学最重要的领域之一,称为认知心理学。认知心理学对大脑信息加工机制的了解现在已经比较深刻

脾的功能正常,就能够注意力集中,思维清晰,思路敏捷。脾的功能失常,就会影响注意力和思维能力。如脾气虚弱,就会导致成天昏昏沉沉,疲倦欲睡,注意力减弱,思路迟钝。

肾藏志

这里的"志"不是志气、志向的意思,而是记忆的意思。"志"的古意本来就是"记",现在我们仍然使用的"工作日志"、"地方志"等词语,指的就是这个意思。《黄帝内经》说"意之所存谓之志",意思是把心里想的东西保存下来,这种功能就叫做志。可见"志"就是我们现在说的"记忆"。对于什么是记忆,想必没有人会不知道。

中医学认为"肾藏志",人的记忆力同肾的功能有密切关系。这一观点非常符合一般人的常识。人在年轻的时候肾精充足,记忆力就好,而到年老的时候,肾精虚损,记忆力就会降低。如果一个人先天不足,或者因久病不愈、长期劳累或纵欲过度等导致肾精亏虚,也会出现记忆力下降的症状。

还须一提的是，这5种心理功能由五脏分管，并不意味着五者之间是相互分离、没有关系的，相反，中医学认为它们是密切联系在一起的。这不仅是因为五脏本身就是密切联系的，而且，五神的功能之间也具有内在的连贯性、统一性，彼此之间密切相连，对此《黄帝内经》中有一段具体描述：

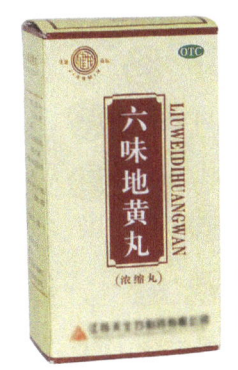
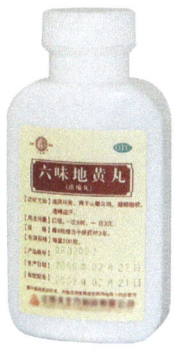

图33 六味地黄丸

六味地黄丸是中医最常用的补肾成药之一，可用于治疗因肾阴亏虚导致的记忆力下降等病症

两精相搏谓之神，随神往来者谓之魂，并精而出入者谓之魄，所以任物者谓之心，心有所存谓之意，意之所存谓之志，因志而存变谓之思，因思而远慕谓之虑。

这段话的意思是说，人是由来自于父母双方的精气相结合而孕育的，精气在结合和运动的过程中就产生了精神活动（神）。精神活动中能够自觉自主地往来运动的那部分就称作魂，在精神活动中同人体的精微物质和微观生理活动密切联系的那部分称作魄，精神活动和外界环境联系在一起的是心（也就是狭义的神，即意识），心的意识能够固定地指向特定对象，这种功能称作意念（意），把这些意念留存在心里，这种功能称作记忆（志），根据记忆中的内容进行加工变动，称作思考（思），因为思考而对未来的事物进行期待和规划，称作虑。各种心理功能之间就是这样相互关联、相互依存，构成了一个完整的功能体。

两千多年前的这段描述即使在今天看来也是相当精确、科学的。

五志：被脏腑主宰的情感世界

"五神"是最基本的心理功能，却并不等于说人的心理功能只有这5种。人的心理功能除前面讲到的几种外，还有一种大家非常熟悉也非常重要的功能，那就是情绪。

给情绪下个准确的定义很难，但人人都知道它指的是什么。人类的情绪到底有多少种呢？至今的心理学都没有准确说法，主要是因为情感这个东西太复杂了，有时候我们自己也分不清自己的心里到底是喜是悲。而且不同的文化对情绪的分类也有很大差别，比如中国人说的"惆怅"、"茫然"、"欣然"、"感伤"、"哀怨"、"愁绪"、"如痴如醉"、"如泣如诉"等等，在美国人看来可能都不知道是什么东西。不过，对情绪的几个大的类别，如高兴、悲伤、恐惧等等，全世界人都是认同的。我们单说中医，中医学一般把情绪分为五类，分别是喜、怒、悲、思、恐。喜就是高兴，怒就是愤怒，悲就是悲伤，思就是思虑、焦虑，恐就是恐惧、惊吓。有时也分成七类，称作"七情"，即喜、怒、忧、思、悲、恐、惊，"忧"近于"悲"，"惊"近于"恐"，所以七类和五类本质上没什么不同。这种分类，从现代心理学的角度看也是非常合理的。

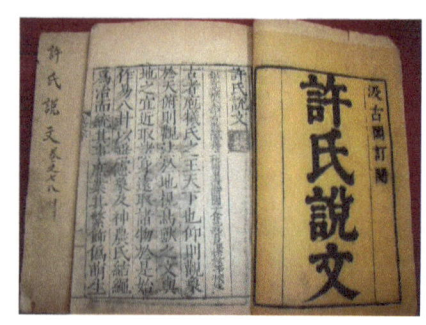

图34 古籍《说文解字》书影

《说文解字》是汉代学者许慎编著的我国第一部文字研究著作，共收集汉字9353个，据现代学者研究，其中描述情绪的汉字就有354个，这充分表明中国古人对内心世界的体验是非常细腻的。

中医心理学对情绪方面的认识，最独特的地方并不在于它把情绪分几类，而是在于对情绪产生机制的解释。现代心理学一般认为，情绪是神经系统的功能，而中医学却不这样认为。它认为，情绪是由心肝脾肺肾这五脏分别掌管的，人们之所以会感觉到喜怒悲思恐，是由于这几个脏器分别发挥了不同的作用。中医学的这种观点就是著名的"五脏主五志"理论。具体地说就是：心主喜、肝主怒、脾主思、肺主悲、肾主恐。

心主喜

意即快乐、高兴的情绪主要是受心控制的。心的功能正常，人就能正常地体验到高兴、快乐的情绪；如果心的功能失常，产生和体验高兴就会受到影响。比如，心气虚，就会情绪淡漠沉静，兴奋不起来，也快乐不起来；心气实或心火旺，又会导致兴奋过头，常见于一些疯癫病人身上，莫名其妙地大笑不止，或兴高采烈地不停说话、动作，很难平静下来。

肝主怒

意即恼怒的情绪是受肝控制。肝的功能正常，人就能正常地产生和体验恼怒的情绪。否则，如果肝的功能不正常，就会影响愤怒情绪的正常表达。比如肝火太旺的病人，就会变得比平时更容易发怒，一些鸡毛蒜皮的小事也会火冒三丈。相反，如果你发现有个人，对于正常人都会发怒的情景，他却发不起火，或者平时会发火，最近一段时间脾气却出奇地好，除了考虑他的思想观念和性格的因素，或者是不是最近有什么好事之外，还应考虑一下，他是不是得了肝气虚的病。

脾主思

思单从字面上看意为思考。按理说思考不属于情绪的范畴，但是，不知你注意到没有，日常生活中，人们之所以要思考，是因为碰到了疑难的问题而不知道如何处理，思来想去拿不定主意，这时候心里会体验到一种犹豫不定、焦躁不安的情绪。这种情绪状态正是现代心理学说的焦虑，所以这里的思实质上正是指这种焦虑。焦虑也是人类一种非常重要的情绪类型。中医学认为"脾主思"，意即焦虑这种情绪是由脾控制的（这一点和前面说的"脾藏意"意思是相通的）。如果脾的功能正常，就能正常思考，较少产生焦虑不安的情绪；如果脾的功能失常，脾气虚弱，脾的思虑功能下降，思路迟钝，或者钻了牛角尖，不能释怀，就会产生过度焦虑的情绪。

肺主忧

意即忧愁、悲伤的情绪是由肺来控制。如果肺的功能正常，人就能正常体验忧伤，如果肺的功能失常，忧伤情绪也会失常。如肺气虚就会过度忧伤，本来不该忧伤的事情也会体验到忧伤，比如林黛玉，很容易伤感，即使是一些在一般人看来根本毫无意义的小事情，比如花落了、下雨了、晚上鸟叫了等等，都会引起她的悲伤。从中医学的角度看，就是因为她体质弱，肺气虚造成的。

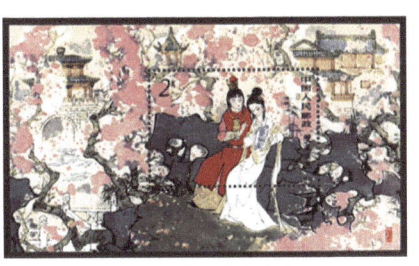

图35　黛玉葬花邮票

"黛玉葬花"是《红楼梦》的经典情节之一，若从中医学的角度看，则形象地反映了林黛玉的心理特点和她的疾病的关系

肾主恐

意即害怕、恐惧的情绪是由肾控制的。肾的功能正常，人就能正常表达和体

验恐惧的情绪，如果肾的功能失常，感受和表达恐惧的功能也会受影响。比如，肾气虚的人，会比平时变得更加胆小，本来一件并不可怕的事情，他都有可能觉得很可怕。而肾气壮的人，往往精力充沛，胆子大，天不怕地不怕。

梦境的奥秘

睡觉和做梦是人们再熟悉不过的现象了。这两种现象也都可以算作人类心理最基本的功能。

阳气尽，阴气盛，则目瞑

先说睡眠。

现代医学和心理学一般认为睡眠是人类进化的结果，是人类在自身演化过程中为了适应地球环境昼夜交替的规律而形成的生理规律。其实，这个观点早在两千多年前中医学就提出来了，《黄帝内经》说"人以天地之气生，四时之法成"，即认为人的生理规律和自然环境的规律具有内在一致性。《黄帝内经》还把一昼夜分为"阳中之阳"（上午）、"阳中之阴"（下午）、"阴中之阳"（上半夜）、"阴中之阴"（下班夜）4段，并且说"人以应之"，也就是说，人适应这种节律，所以就会有眠有醒。

当然，以上解释的是睡眠的外部原因，那么，导致人睡眠的内部原因又是什么呢？即睡眠是因为人体中发生了怎样的变化而引起的呢？现代医学和心理学都没有很清楚地解释，只是说人体内存在一个生物钟，是这个"钟"在指挥着人们睡觉、醒来、再睡觉、再醒来这样有节律地生活。可是，这个生物种究竟在人体里的哪个位置？它又是如何运转的呢？就语焉不详了。相反，中医学对睡眠的生理机制早就作了明确的解释。《黄帝内经》说"阳气尽阴气盛则目瞑，阴气尽而阳气盛则寤矣"。意思是说，人之所以有睡和醒，是由人体内的阴气和阳气的盛衰控制的，阳气盛就醒，阴气盛就睡。

中医学还认为，五脏是人体一切生命活动的枢纽，阴阳之气的运动也都是受五脏控制的，所以，睡眠实质上也是受脏腑功能控制的。那么，又是哪个脏腑控制着睡眠呢？中医学的解释是，同五脏均有关系。

首先，睡眠同心有关。中医学认为"心主神"，人的意识活动主要是由心来控制，如果心火太旺盛，意识活动就会过度活跃，导致醒的时间多睡的时间少，或者难以入睡，甚至失眠。如果心气虚弱则刚好相反，导致意识活动不活跃，就会导致睡的多醒的少。

睡眠也同肝有关。中医学认为"肝藏血，血舍魂"，魂主要由肝控制，如果肝血虚，魂就会妄动，导致难以入睡，或夜梦频多，影响睡眠质量。

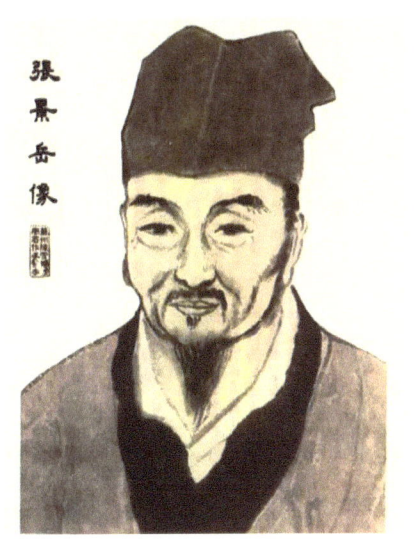

图36 张景岳像

张景岳(1563—1640)，又名张介宾，字会卿，别号通一子，明末会稽（今浙江绍兴）人。是明代杰出的医学家，为温补学派的代表人物，学术思想对后世影响很大。他对睡眠的机制做过较系统的研究总结

睡眠同脾有关。中医学认为"脾主血"，脾是血的根本来源，人体中的血主要靠脾来化生。如果脾的功能虚弱，导致血的化生不足，间接引起肝血虚，影响睡眠。另外，中医说"胃不和则卧不安"，脾胃功能不正常，也会影响睡眠。人们如果晚上吃得太饱就很难入睡，正是这个道理。

睡眠同肾有关。中医学认为"肾主纳气"和"藏"，即收纳、封藏人体气血。前面讲到，睡与醒同阳气的运动有密切关系。人体的阳气白天主要由心控制，在人体的外面活动，这就是醒的状态。晚上阳气回到人体内部，被肾收藏起来，这就是睡的状态。所以，人的睡眠和心、肾这两个脏器关系最为密切。如果肾功能虚弱，导致肾不纳气，致使心的阳气收纳不回来，这就是中医学所说的"心肾不交"，是一种比较严重的状态。"心肾不交"最主要的症状之一就是失眠或夜睡不安。

睡眠同肺有关。"肺主肃降"，即把在人体向上运动的阳气，变的清凉（"肃"即凉的意思）并向下降。前述肾的收纳潜藏功能同肺的肃降功能密切相关，心的阳气只有先经过肺降下来，交给肾，肾才能藏，就像仓库要藏货物，得先由车辆把货物从远处运回来，不运回来，你藏什么，肺就起这个运输的作用。所以，如果肺气虚弱或肺火盛，肃降功能受影响，就会间接导致心阳不降，肾气不藏，影

响睡眠质量。

至人无梦

再说梦。梦一般都在睡觉时才做，所以梦和睡眠密切相关。

前面已谈到过，梦曾经很令人惊奇和迷惑，并因为梦的现象而发明了鬼神、灵魂等观念。古代的人们非常重视梦，如果谁做了什么特别的梦，会请专门的占梦师来分析，如果做了噩梦就更加重视了，甚至要非常郑重其事地搞一些宗教仪式，比如斋戒、祈祷、法术等等，以消除噩梦可能带来的不利影响。更有甚者，有的文化中居然梦境和现实不分，把梦中发生的事当成真实发生的事一样看待。比如，一个人梦见自己得病了，第二天真的要请医生来治疗；一个姑娘梦见自己嫁给了谁，醒来后她真的要履行梦中的承诺，把自己嫁给这个人。最惨的是，如果某个国王或部落首领梦见你伤害他，醒来后他会判你有罪并把你送去坐牢或干脆把你处死。

世事已然变迁，沧海变桑田。今天的人们再不用对梦如此高度重视了，今天的姑娘再不用担心梦见谁就要嫁给谁了，你也不要担心因为伤害领导的梦而被处死或被炒鱿鱼。因为科学的发展早已经证明鬼神、灵魂都是根本不存在的虚幻，而梦境也不过是人类心理的一种特殊功能而已，并不神秘。

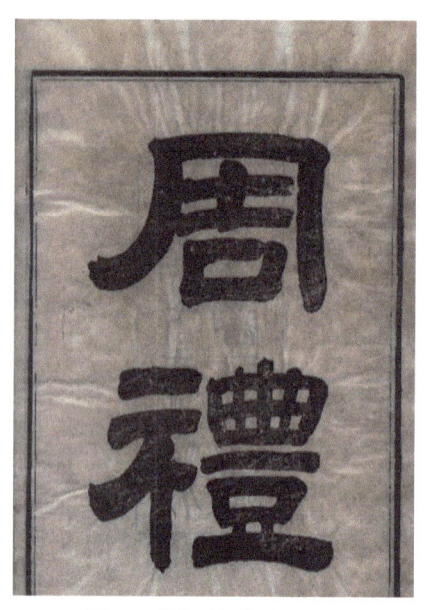

图37 现代刊印的《周礼》

《周礼》是中国古代的重要文献，记载西周时期的各种礼仪制度。据《周礼》载，殷周时期，凡国家大事都须占卜而后定，占卜的依据主要是"兆"、"易"、"梦"。《诗经》、《尚书》、《左传》等古文献也都记载有占梦的事迹。可见，中国古代非常重视梦

现代医学对梦的解释，一般认为梦只是大脑在停止工作也就是休息后，残留意识的一些活动。这样说吧，我们把意识活动比作用木头点的一把火，清醒的时候，就像火焰在熊熊燃烧，睡着后就像火熄灭了，但是通常情况下，熄灭的火虽然火焰没有了，却并没有完全熄灭，木头上或灰烬中还有一些火种存在，一闪一闪地亮，

吹一吹说不定火还会重新着起来。而梦就正像这些尚未完全熄灭的余烬，也还能多多少少发些光发些热。但是，正因为它仅仅是些余烬，所以梦境的质量和清醒时不可同日而语，梦中故事再离奇也不过像拙劣的盗版光碟，颜色的逼真程度、影像的清晰程度、情节的可信程度都是大打折扣，模模糊糊，乱七八糟，支离破碎。因此，梦实际上没有丝毫现实意义。甚至有人认为，人的心理功能中有梦，正如生理功能中有阑尾，是个毫无用处的累赘。想想也是，假如人一辈子都不做梦，会对生活有什么影响呢？估计几乎没有任何影响。中医古籍《黄帝内经》把修身养性到最高境界的人称为"至人"，而"至人无梦"，看来中医学也主张人最好还是不要做梦算了。

弗洛伊德

不过，心理学家们不这样想，他们大部分认为梦还是有用的。现代心理学对梦的解释，最有代表性的是弗洛伊德。他认为梦是潜意识活动的场所，人内心深处的一些真实欲望、念头，因为受到社会规范（以及其已经内化为心理一部分的"超我"）的制约，而被压抑在潜意识中，不能变成清楚的意识内容。但是，人睡着后，外界的约束和"超我"的约束都放松了，被压抑的内容就从潜意识中跑出来，进入意识的领域，这就是梦。所以，弗洛伊德认为梦其实正是那些被压抑的想法，也就是那些你在清醒的时候不敢想的想法。他还认为，正因为这些想法是不被接受的，所以即使它们跑到梦境中，也不一定是它们的本来面目，而极有可能是经过乔装改扮的。比如，你梦到一条蛇，可能那并不是一条蛇，而是一个经过乔装改扮的男性生殖器官。

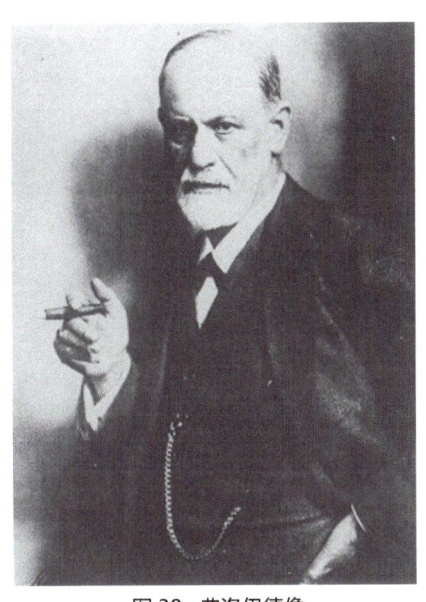

图38 弗洛伊德像

西格蒙德·弗洛伊德(1856—1939)，犹太人，奥地利精神病医生及心理学家，后居美国。他开创的精神分析学派对当代心理学影响甚大。著有《性学三论》、《梦的释义》、《图腾与禁忌》、《日常生活的心理病理学》、《精神分析引论》、《精神分析引论新编》等

心病玄机——中医学眼中的心理世界

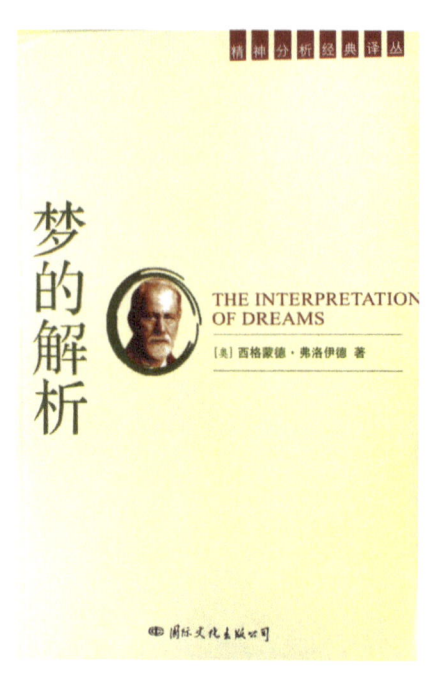

图39 《梦的解析》书影

弗洛伊德著《梦的解析》。该书是现代心理学第一本关于梦的学术专著

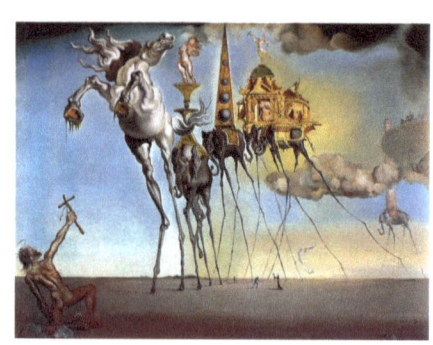

图40 达利的作品

弗洛伊德关于梦的理论不仅影响到心理学界，也影响到艺术界。西班牙画家达利就是其中比较有代表性的一位。他的画大都以梦境为主要内容，充满了荒诞和象征的意味

弗洛伊德甚至进一步把他的这套关于梦的理论运用于临床中，通过分析人的梦境而帮人了解内心世界，治疗心理疾病。

举个例子。比如一个人很爱他的母亲，内心里有一种想法，很想和他的母亲结婚。当然，这种想法是大逆不道的，是他所处的社会环境坚决不容许的，他自己也明白这一点，所以，这个想法他平时想都不敢想，他甚至都根本不知道自己内心深处其实有这个念头（因为这个念头已经被压抑到潜意识中，他根本感觉不到）。突然有一天，他做了个梦，梦见自己戴着父亲的帽子，怀里抱着一只小狗，在街上走，路上碰到一个人问他去哪里，他说去教堂，心里觉得很开心。这个梦如果按照弗洛伊德的理论来解释很可能就是：那只小狗其实不是狗，而是代表他的母亲，因为他母亲平时很喜欢小狗，"去教堂"代表结婚，他抱着小狗去教堂表示他想和母亲结婚，而戴着父亲的帽子，意味着他想代替他父亲的角色，即成为他母亲的丈夫。

中医解梦

弗洛伊德的理论是否科学至今尚无定论，不过它非常盛行，对心理学界影响很深。巧合的是，中医学对梦的解释，其思路竟然同弗洛伊德颇有些相似。

首先，中医学也认为梦是人的一些情感不能被正常的意识接纳，或者说不能在正常的意识中表达。中医学的另一本经典《类经》说："心帅乎神而梦，因情

有所着，心之障也。"这句话的意思就是，人的感情牵挂的一些想法（"情有所着"），在白天被正常的意识阻挡了（"心之障也"），于是睡着后，心指挥着意识（"心帅乎神"）把这些想法变成了梦。这个观点，同弗洛伊德关于压抑的观点非常接近。

其次，也是最重要的，中医学也认为梦境是可以反映人的一些没有意识到的情况，而且梦境也会经过一些伪装。区别仅在于，弗洛伊德认为梦境反映的是人们没有实现的欲望，而中医认为梦境反映的是人们没有感觉到的一些疾病的情况。

《黄帝内经》就讲过很多典型的梦境。首先，梦境可以反映脏腑的虚损情况。比如，梦见掉进水中，觉得很害怕，表明肾气虚（因为肾在五行属水，主恐）；梦见金属器皿，或者在打仗、杀人，表明肺气虚（因为肺在五行属金，主肃杀）；梦见吃不饱，或挖土盖房，表明脾气虚（因为脾在五行属土）；梦见救火，或烧烤东西，表明心气虚（因为心在五行属火）；梦见地上长满青草，或者爬在树下不敢起来，表明肝气虚（因为肝在五行属木）。

梦境还可以反映疾病的位置。比如，梦见山丘烟火之类，表明邪气在心；梦见自己飞了起来，或见到金属物品，表明邪气在肺；梦见山林树木，表明邪气在肝；梦见坟墓、大湖、风雨，或房屋倒塌，表明邪气在脾；梦见自己在悬崖边，或被水淹，表明邪气在肾；梦见自己到处走动，表明膀胱有病；梦见吃东西，表明胃有病；梦见打官司或者自己用刀割自己，表明病在胆；梦见广袤的田野，说明大肠有邪气；梦见自己走在拥挤的人群中，说明小肠有病；梦见歌舞音乐或者下肢沉重走不动，表明脾中有邪气；梦见给人下跪，表明四肢有病；梦见大小便，表明小肠或膀胱有邪气；梦见飞起来，表明上半身邪气盛；梦见从高处坠落，表明下半身邪气盛……

梦中的情绪状况也可以反映疾病的性质。比如，梦中发怒，表明肝中邪气盛；梦中悲伤哭泣，表明肺中邪气盛；梦见开心高兴或惊恐畏惧，表明心中邪气盛……

既然梦境反映了人体的疾病状况，就像弗洛伊德用解梦来帮人治疗心理疾病一样，那么中医师是否也可以通过解梦来帮人诊断、治疗身体上的疾病呢？我想应该是可以的，事实上，历史上也有个别医家这样做过，但是，总的来说，中医对"梦诊"、"梦疗"并不是特别重视。我想这主要同中医学的特点有关，因为中医主要是治疗身体疾病，即使治疗心理疾病也主要是从身体的角度出发，而要对身体疾病做诊断和治疗，还有其他许多更可靠的手段和途径，没必要过多地依靠解梦。

当然，就像弗洛伊德的理论至今都没有得到科学验证一样，中医关于梦的理论也没有得到科学验证，这是今天和以后的科学家们要完成的任务。

五神、五志、睡眠和梦，基本概括了中医心理学对人类心理基本功能的认识。即使现代心理学对心理功能的认识，也没有超出这些内容。这说明，对心理功能的认识，中医心理学在几千年前就已经达到了相当的深度。

另一方面，从前面的描述也可以看出来，五神也好，五志也好，睡眠和梦也好，中医学认为它们统统都以是脏腑、阴阳气血等物质性的东西为基础，尤其与五脏的关系更加密切，所有心理功能都附属于五脏系统，受五脏指挥控制。这是中医心理学同现代心理学最大的区别，也是中医心理学最显著的理论特征。中医学对心理疾病规律的认识，以及对心理问题的预防、调节和治疗思想，都同这一认识有密切关系。

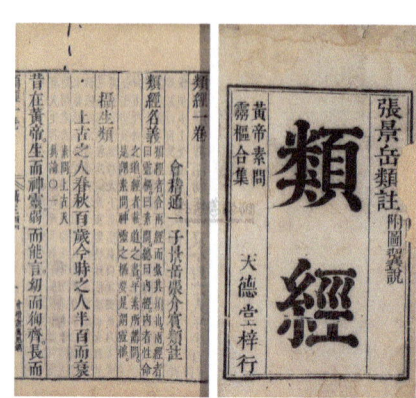

图41 中医古籍《类经》书影

《类经》是明代医家张景岳的学术著作。它将《黄帝内经》的内容文字打乱，重新做了编排整理，并用注解的形式对其做了全面系统的发挥，是中医学的一本重要理论著作。书中有《梦寐》一章，专门阐述睡眠和做梦的原理

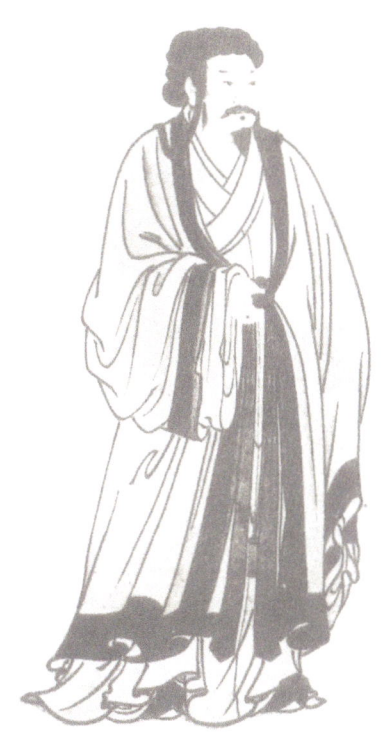

3 "心病"发生的玄机

医学的目的是治病，假如人天生无病，医学就没有存在的价值了。同样道理，中医心理学的根本目的也是为了预防和治疗心理疾病，假如人天生无"心病"，中医心理学也就没有必要存在了。

那么，什么是"心病"呢？

心理疾病的概念现在很流行，许多人都知道有心理疾病这回事，但是，如果我问："你是如何判断身边的人或你自己患上了心理疾病呢？"我想可能就不是很多人都能答得上来了。

其实，要判断一个人是否出现了心理问题也非常简单，那就是看他的各种心理功能（即上一章讲到的五神、五志、睡眠和梦）是否都还正常，也就是看他还能不能正常地感知周围环境和控制自己（魄、神）、思考问题（意）、记忆东西（志），有没有幻觉（魂），能不能正常地体验和表达喜怒哀乐（情志），睡眠还正不正常等等。如果各种功能都正常，就说明他的心理是基本健康的，如果其中哪个功能不能正常发挥了，就说明他出现了心理问题，也就是得了"心病"。

于是问题就来了：一个人好好的，平白无故怎么就会得"心病"呢？这些"心病"是从哪里来的呢？是什么原因导致了这些问题？

引起"心病"的具体原因可以说非常多也非常复杂，中医学对此也有较系统的认识，但概括地来讲却不外3个方面：病由身生（生理原因）、病由心生（心理原因）、病由境生（社会原因）。

病由身生

前面讲到，中医讲究"形神合一"、"身心合一"。人类的各种心理功能，都是以生理功能为基础的，也就是以脏腑气血这些物质为基础的。如果生理功能发生异常，必然会引起心理功能的异常，导致心理疾病。

爱情的实质是多巴胺

"身"和"心"的关系，打个不太准确的比方，有点像蜡烛和火的关系，或者像电视节目和电视机的关系。

人的生理活动像蜡烛，心理活动像火，点着蜡烛，燃起火苗，又发光又发热，能把周围照亮，就如人靠心理功能来认识和适应外界环境。但是，就像火必须靠蜡烛给它提供燃料，没有了蜡，火是无法烧起来的，人的意识活动也需要燃料，这个燃料就是人的生理物质基础（身），如果人的生理机能出了问题，心理活动是不可能正常进行的。

用电视来比，电视屏幕上演出的各种各样精彩的节目就像人各种各样的心理活动，电视屏幕后面的各种零件、电线和电就像是人的生理活动。无论屏幕上的电视节目多精彩，归根结底，都是由电视机上的各种零件共同发挥作用的结果，如果其中哪个零件坏了，屏幕上的图像肯定会出问题，电视节目再精彩也无法正常上演了。同样道理，无论人类的心理活动多么奇妙复杂，归根结底是人的各个脏腑器官、各种气血精津共同工作的结果，如果哪个脏腑出了问题，心理活动也必然会出问题。

再不妨这样设想一下。假设此时此刻，你正在闲来无事，半躺在床上做着白日梦，你想像着在风光迷人的海滩上，一位美艳绝伦的女郎（或英俊潇洒的美男）在向你走来，于是，你感觉到有点兴奋，又有点得意和陶醉，爱恋之情在不知不觉中产生……好了，现在就来看看你的身体里发生了什么：无论是你的想像，还是你心中的情感，都属于心理活动。可是你想过没有，那个美丽的女郎和你的兴奋感是哪里来的呢？难道是你的脑子里真的装着一个女郎吗？不可能。就像电视屏幕上出现的一个美丽姑娘，实质上只是由电子枪射在荧光屏上的一串串光斑。你脑海中浮现的那个女郎其实也仅是你大脑皮层中那一大堆负责想像的细胞相互之间传递的一些电荷而已。让你陶醉的那种兴奋感，也无非是你的神经和内分泌系统多分泌出了一些叫多巴胺的化学成分而已。

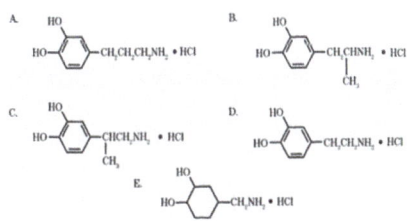

图42 多巴胺化学结构示意图

多巴胺是一种由神经细胞传递的大分子物质，现代研究证明，人们心中体验到的兴奋感、快乐感和爱恋感，同它有密切关系

其实，这也正是人类所有心理活动的实质。无论是你在思考问题、欣赏电影、回忆童年，还是在体验着喜怒哀乐各种情感，如果用一个特殊的显微镜来看，看到的都是一些电荷在运动、一些激素或其他微小的分子在分泌并发生着化学反应。

图43 网点图

熟悉印刷或电子成像原理的人都知道，画报或电脑屏幕上的图像都是由很多的色点排列组合而成的。这有点类似心理活动的实质。你脑海中想像的各种画面，都不过是一些电荷活动而已

在中医学看来则是在脏腑的支配下，体内的气血做了一次特殊的运行而已。

因此，我们完全可以说，人的精神活动归根到底是身体的一种功能。一定程度上甚至可以说，心理活动实质上也是生理活动，就和肠胃消化食物、肺呼吸空气一样，只不过它相对来说显得有些特别而已。

当然，对于你来说，你只能感觉到姑娘却看不到电荷和脑电波，你只能感觉到兴奋感却看不见多巴胺。这不是你的错，而恰恰正是生命的奇妙之处，你根本没有必要去感知它们。但是，你也千万不要因此而否认爱情的实质是性激素和多巴胺，否则就不是科学的态度。

正因为如此，就像电视图像出了问题，我们首先会想到是不是电视机的哪个零件出了问题，同样，如果一个人的心理出现了问题，我们首先想到的是，是不是他身体里的哪个器官或哪种物质成分出了问题。这一思路中西医学是一致的，只不过由于理论体系不同，西方心理学认为心理活动是神经系统的功能，所以对于精神异常，他们都会尽力从神经方面找原因。而中医学认为人的心理活动与脏腑气血相关，所以对于精神异常，他们会尽力从人体脏腑气血的运行状况来找原因。

事实上也正是这样，很多心理异常或者严重点的称心理疾病，正是因为人体的脏腑气血运行失常而引起的。前面讲了每一种心理功能都由某个特定的脏腑所控制，所以我们一般也大致可以推测出，哪种心理功能失常是由哪个脏腑的问题所引起。比如，心的功能出现了问题就会导致意识发生异常（因为"心藏神"），临床上常见一些患者因痰迷心窍就会导致意识模糊，不识人，甚至昏迷，或者因为心火盛而导致过度兴奋、失眠等。肝的功能出现了异常就会导致愤怒的情绪表

达不正常（因为"肝主怒"），临床上也常见许多患者因肝火亢盛，而导致脾气暴躁，爱发火，等等。

三因说

人体脏腑气血功能失常会引起心理疾病，那么，脏腑气血功能失常又是什么原因导致的呢？中医学认为，也不外三个方面。

一是外因。最常见的是外感六淫。

六淫也称六邪，即风、寒、暑、湿、燥、火。"淫"为过度之意。这6种东西正常情况下也叫六气，本来是正常的气候，但若气候超出了人体所能承受的范围（即过度），就不正常了，变成了致病的六淫。人在大自然中生存，大自然的气候变化是影响人生命活动和身体健康的最重要的因素。六淫会影响脏腑功能，如风邪、燥邪容易伤肺，湿邪容易伤脾，寒邪容易伤肾等等。也会影响气血精津等精微物质，如火邪、燥邪容易伤津，寒邪容易伤阳气，火邪容易伤阴和动血等等。再加上，各脏腑之间相互关联，存在着相生相克的关系，气血精津等精微物质之间也可以互相转化。因此，一旦六淫造成某一部分的伤害，往往会影响到其他部分和功能，引起各种各样的病情。比如，夏天在高温中或阳光下暴露得太久，就会被暑邪所伤（也就是我们常说的"中暑"），严重的会热扰心包，影响到心藏神的功能，导致短暂的昏迷。

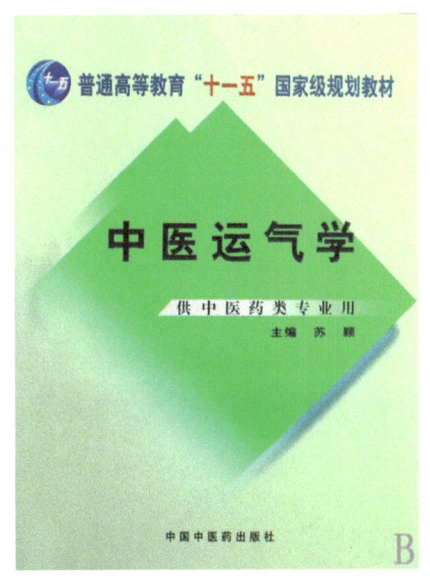

图44 《中医运气学》教材

中医学非常重视自然界的气候变化对人体的影响。中医学依据阴阳五行模型系统总结了大自然的风寒暑湿燥火之气随着时间而运动变化的规律，以及这种变化对人体生命活动的影响规律。根据这种规律，可以在不同时间对环境和人体的变化做不同的预测、判断，从而采取不同的预防和治疗措施。这套理论就是中医的运气学说，也是中医独有而西医绝无的。运气学对心理疾病的防治也是有重要意义的

二是内因。最常见的是内伤七情。

七情即喜怒忧思悲恐惊，也就是人的情绪心理活动。中医学主张"心身合一"，身离不开心，心也离不开身，身影响心，心也影响身。异常的生理活动会引起心

理疾病，同样，异常的心理活动也会引起身体疾病，身体疾病反过来又会引发新的心理问题。

三是不内不外因。最常见的是生活方式致病。

人活着就要从事各种各样的活动，诸如饮食起居、学习工作、人际交往、文化娱乐等等。不同的人因思想观念、兴趣爱好、生活习惯等不同，生活方式也就不同。一般来说，选择什么样的生活方式是每个人的自由，没有对错之分，但从健康的角度讲，生活方式却有好坏之别。中医学主张的良好的生活方式，应该是合乎自然规律和人的生理运动规律的、有节制的，如饮食有方，起居有常；节制性欲，不贪酒色；动静结合，不妄劳作等等。

良好的生活方式有利于健康，而不良的生活方式会对健康产生不利影响，甚至引起脏腑气血的病变，继而引起心理疾病。如，嗜食甘肥厚腻，会引起脾气虚弱，痰湿内积，从而导致神疲喜睡，思维迟钝；饮酒过量，会引起心火亢盛，热绕清窍，导致意识不清，长期酗酒则会伤耗肾精和脑髓，导致酒精依赖和酒精中毒；不按时休息，长期熬夜，伤耗心血和阴津，会导致注意力不集中，容易疲劳，抑郁；过度纵欲，消耗肾精，导致肾虚，出现记忆力减退等等。

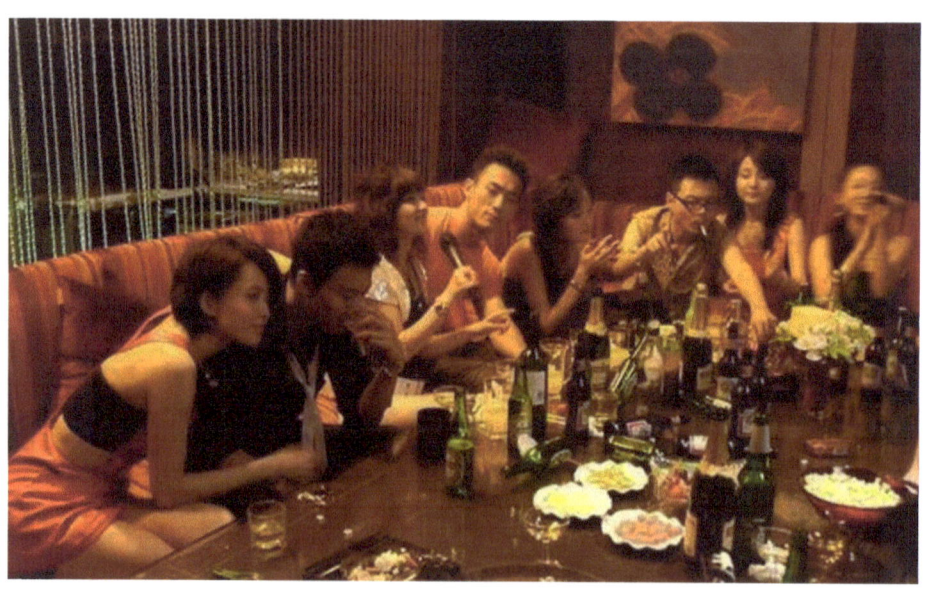

图45 现代都市人的夜生活

现代都市人钟情夜生活。从中医学的角度看，这种生活方式不仅不利于生理健康，也不利于心理健康总之，不管是什么因素，只要引起人体脏腑气血等生理功能发生不正常的变化甚至发生病变，都有可能引起心理活动出现异常，导致"心病"的发生。这也提示我们，要预防和治疗心理疾病，就要注意维持人体脏腑气血的正常，而要维持脏腑气血的正常，就要从自然环境、心理活动、生活方式等各个方面综合考虑。

病由心生

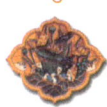

"心病"发生的玄机

但是，是不是所有的心理问题都是因为生理功能出现异常而引起的呢？显然不是。

仍然拿电视作比喻。也有很多时候，我们发现电视节目不好看，甚至出现了问题，并不是因为电视机零件有问题，而是因为这个节目本身有问题，或者说是电视台传来的信号本身就有问题。比如，电视台主持人上身穿得西装笔挺，可一不小心却把没穿长裤的下身从桌子底下露了出来，你能怪电视机零件有问题吗？同样道理，也有很多时候，一个人发生了心理问题，和他的脏腑气血等生理因素可能并没有很大关系，而完全就是因为心理因素本身的问题。

之所以会这样，是因为尽管心理功能与生理功能密切相关，可心理功能毕竟是一种特殊功能，它自身有着独特的规律。身是身，心是心，二者毕竟不是一回事。

对于因心理功能自身引起的问题，中医学尤其重视"度"的问题。"度"是一个非常具有中国特色的概念。中国传统的儒家、道家、医家，甚至兵家、法家等都无不重视"度"。具体到心理活动，所谓"度"，就是各种心理活动都应该在一个适当的限度内，既不能超过它的上限，也不能低于它的下限，否则，心理活动就成了一种异常现象，引发疾病，此所谓"过犹不及"。

七情太过

先说"过"的情况。

仅凭常识我们也知道，"太过"不是好事。比如，思考是人的一种重要心理功能，人生活、学习、工作中会遇到许许多多问题，这些问题只有通过思考才能解决。但是，如果思考超过了一定限度，成天想问题，心事重重，就产生了问题。再比如，发怒是人的一种情绪功能，遇到不公正的事或对自己造成伤害的人，适当地

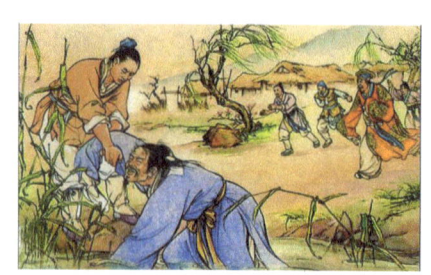

图46 连环画《范进中举》

发泄怒火，可以震慑对方，迫使对方纠正错误或停止伤害行为，对于调节人际关系、维护个人权益是有利的。但是，如果对于一些鸡毛蒜皮的小事也火冒三丈，或每次发火都怒气太甚，超出了社会认可的程度或者超出身体所能承受的程度，人们就会认为你脾气太大不易相处，反而破坏了人际关系，甚至会引起疾病。

在各种心理功能中，中医尤其重视"情志"（即前面讲到的"五志"，即情绪）。情志太过对人体的不利影响是多方面的。首先是对脏腑功能的影响。中医学认为不同的脏腑控制着不同的情绪，所谓"五脏主五志"。五脏功能正常与否会直接影响这5种情绪能否发挥正常。但另一方面，如果这5种情绪太过，反过来又会伤及五脏，所谓"喜伤心"，"怒伤肝"，"思伤脾"，"忧伤肺"，"恐伤肾"。

"喜伤心"最典型的例子就是《儒林外史》中"范进中举"的故事。久试不第的范进突然听说自己考中了举人，高兴过头，导致心神涣散、痰迷心窍，一下子发了疯。

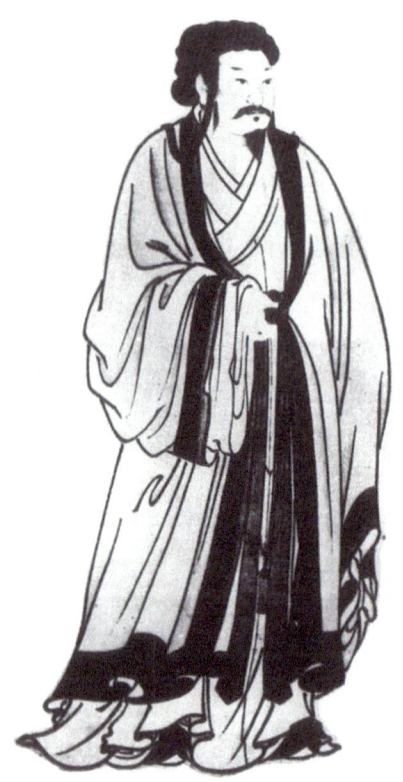

图47 诸葛亮像

《三国演义》中"三气周瑜"的故事，说的是诸葛亮用计策3次挫败了周瑜，使周瑜怒火上冲，肝气上逆，吐血而死，就是典型的"怒伤肝"。而诸葛亮自己，由于成天思虑国事，国务军务，事无巨细，事必躬亲，最后因思虑过度而损伤脾胃，造成气血亏虚而死，则是"思伤脾"的典型。

大家最熟悉的《红楼梦》中的林黛玉，因为性情忧郁，成天自卑自怜，感物伤怀，导致伤耗肺阴，最后咯血而终，则是"忧伤肺"的经典例子。至于"恐伤肾"，想必大家都有个常识，在影视作品中也会经常看到这样的镜头，一个人被惊吓过度，会导致大小便失禁，也就是我们俗话说的"吓得屁滚尿流"。肾是主管"闭藏"的，大小便失禁显然是闭藏功能失常了，也就是说惊吓已使得肾受伤了。

其次，情绪过度还会引起全身气血运行的失常。中医学总结为"怒则气上"、"喜则气缓"、"悲则气消"、"恐则气下"、"惊则气乱"、"思则气结"、"忧则气聚"7个方面。这些规律通过我们日常生活的经验也可以大致理解。比如你生气发火的时候，是不是感觉到全身的血都往头顶上冲？这就是"怒则气上"。而你悲伤的时候，是不是感觉到全身都软了，一点力气都没有？这就是"悲则气消"。

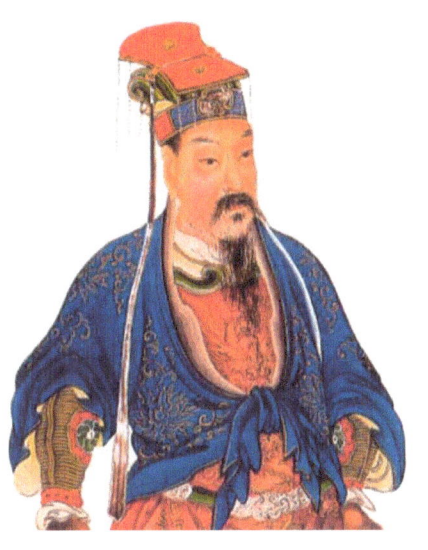

图48　岳飞像

岳飞著名的词《满江红》有一句"怒发冲冠"，意思是说愤怒的情绪向头上真冲，把头上戴的帽子都顶了起来，这句词形象地表达了他对外族入侵的愤怒情绪，从心理学的角度看，也形象地描述了"怒"这种情绪的特点，即会引导人体气血向上方走，这正是中医学所说的"怒则气上"

人身诸病，皆出于郁

再说说"不及"的情况。

"不及"就是指情绪没有得到正常表达和发挥，该喜的时候不喜，该怒的时候不怒，该悲的时候不悲。这类情况大多是因为在情绪需要正常表达的时候被人为地克制、压抑住了，被埋在了内心深处，没有显露、宣泄出来。中医学把这种情况称作"怫郁"或"郁"。

现代心理学同样认为，对欲望和情感的压抑是造成心理疾病的重要原因。显然，在这方面中西方是共通的。

中医学还认为这种"怫郁"的情况不仅对人的心理健康，而且对人的身体健康也有非常大的不利影响。金代著名医家朱丹溪在其著作《丹溪心法》说："气

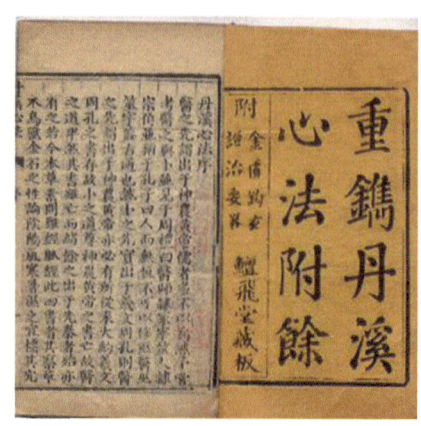

图49 《丹溪心法》书影

血冲和,万病不生,一有怫郁,诸病生焉。故人身诸病,皆出于郁。"这句话的意思是说,人体中的气血,贵在运行流畅和谐,若能如此,则什么病都不会生,可一旦因为情绪怫郁,气血运行就会出问题,从而引起各种疾病。所以说,人身体的各种疾病,多数是因心理上的怫郁而引起的。他还发明了六郁丸、越鞠汤等方,专门治疗此类疾病。

清代名医叶天士非常善于治疗"郁"病,在他的医案集《临证指南医案》中载有大量治疗此类疾病的例子,治法多样,用药灵活。叶天士还特别说明:"盖郁症全在病者能移精易性,医者构思灵巧,不重在攻补。"意思是说,治疗此类疾病,用药物不是最重要的,最重要的是医生要通过灵巧的构思,想出办法来使患者的性情得到改变。按今天的眼光看,叶天士事实上在当时就已意识到,非药物的也就是心理干预的方法对治疗此类疾病的重要性,并已在临床中开始实施。而当时世界上还没有出现心理咨询这种事,由此可见,他的观点和做法是非常超前的。

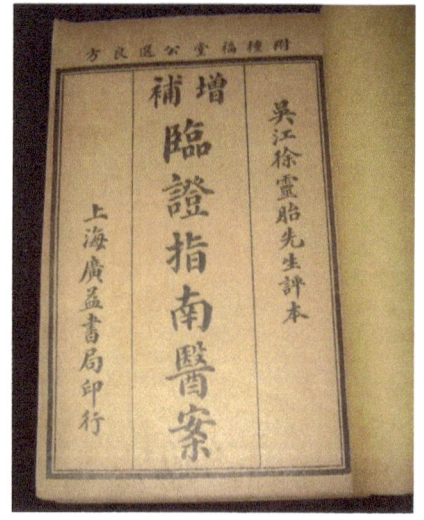

图50 《临证指南医案》书影

从前面的论述中也可以看出,中医学非常重视心理因素对身体的影响,这和现代(西方)医学有明显不同。后者有相当长一段时间是生物学模式的,只注重生物因素对健康的影响,很少注意心理因素对健康的作用。直到近几十年来,医学模式才发生了转变,心理活动对身体健康造成的不利影响也越来越引起现代医学和心理学的高度重视，并通过研究越来越认识到，许多躯体疾病特别是一些所谓的现代病，如高血压、冠心病、癌症、肥胖症、偏头痛、艾滋病等等，都和心理因素有非常密切的关系。

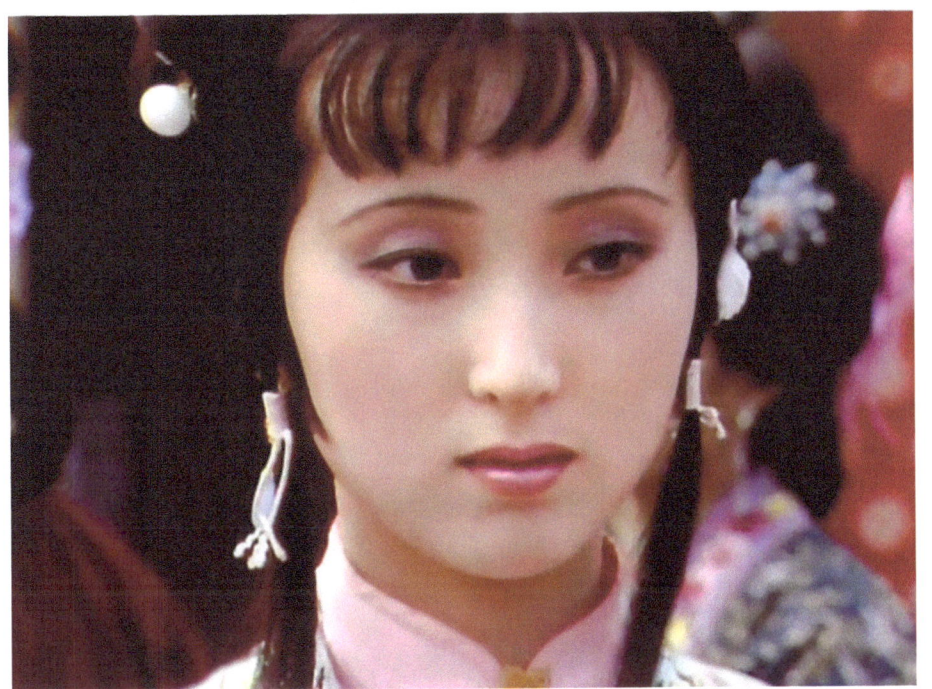

图51　陈晓旭像

2007年，电视剧《红楼梦》中林黛玉的扮演者陈晓旭因乳腺癌去世。近年来的研究表明，乳腺癌的发病同心情有很大关系，那些平时性格内向、心情抑郁的女性，乳腺癌的发病率比其他人明显高出很多。这一发现可以用中医学"忧则气聚"及"怫郁"的原理做出很好的解释。据说，陈晓旭的性格也属内向、忧郁的类型，和林黛玉很像。

病由境生

前面说到，人的情绪波动超过一定程度会引起疾病。说到这里，可能一些喜欢动脑筋的人就会刨根问底地问：那么人的情绪为什么会变动呢？它不变动不行吗？

这其实是一个非常重要的问题，因此我们不妨把话题扯远一点。

心者，所以任物

大家都知道，人身上的一切东西都是有一定用途的，比如说，牙齿是用来

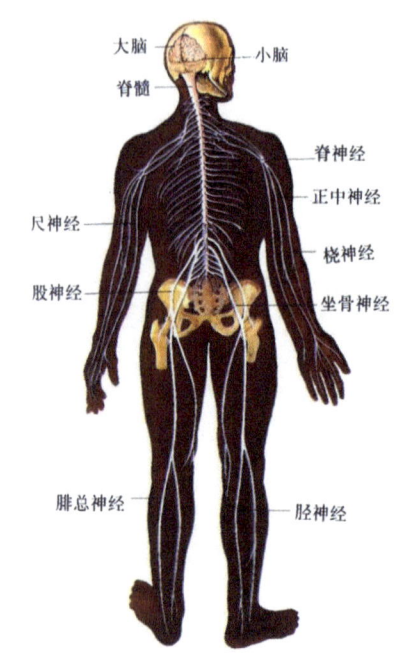

图 52 人的神经系统结构图

神经系统是进化的产物。从人的神经系统解剖结构中可以明显地看到这一点。人的神经系统事实上包含了从低等动物才有的神经索，一直到只有高等动物才有的大脑皮层

咬食物的，鼻子是用来呼吸空气的，耳朵是用来听声音的，脚是用来走路的，肠胃是用来消化食物的，心脏是用来运行血液的等等。那你有没有想过，人的心理功能，即前面讲到的五神、五志、睡梦等有什么用途呢？比如，情绪，这种对身体健康影响最大的心理功能是用来做什么的？人的喜怒哀乐有什么用途呢？人少了情绪这种心理功能就会怎么样呢？

现代科学已经能很好地回答这些问题，那就是，人类的一切功能，都是在不断进化中发展出来的，目的只有一个——帮助人适应环境，更好地生存。而心理功能也不例外。

人类所有心理功能的意义就在于有利于人类适应环境和生存。最早的动物是没有神经系统的，因而也根本谈不上心理功能。后来随着物种的进化，一些物种的身上开始出现了神经系统，并且逐渐由只有简单的神经细胞或脊髓结构，演变到有了脑。大致从有了脑之后，动物才开始有了情绪功能（因为研究表明，动物的情绪功能同脑的关系密切）。

大家可以设想一下，在没有情绪功能的时候，动物是体验不到喜怒哀乐的。那时候，他们见到可口的食物和见到自己的天敌（比如毒蛇猛兽）内心的感受并没有差别，见到前者并不觉得高兴，见到后者也并不觉得害怕，也就是说，内心是麻木的，只凭借遗传得到的本能去靠近食物或躲避敌人。但是，等到它具备了情绪功能后就不一样了，当它看到可口的食物的时候，内心就会体验到一种快乐的感觉，在这种快乐感的驱使下，他会更加积极地向食物靠近，很主动地克服许多困难去取得食物。而当它看见天敌时，就会体验到一种惊恐的感觉，在这种感觉的驱使下，它的全身都会变得高度紧张，会立即调动起全身的潜能去采取行动，

要么拼命向敌人发起攻击,要么就拼命逃跑。

可以想像的到,动物有了情绪功能后,对周围环境信号的反应更敏捷了,适应环境的主动性也更加强烈了。但也造成了一定的问题,情感使得动物与周围环境的联系更加紧密了,原来,周围环境发生一些变化也许并不能对动物(人也一样)产生很大影响(因为麻木,所以没什么反应),而现在,外界环境的一些小变化就会对它产生较大的影响(因为情绪功能使它更敏感了),从而也就更容易引起疾病。

心理功能的作用是为了帮助人更好地适应周围环境,中医学很早就认识到了这一点。《黄帝内经》说"心者,所以任物也",就是说心的功能就是同外界的事物打交道。人是生活在由自然界和人类社会共同组成的环境之中的,人生在世,要不断地同周围环境打交道,在打交道的过程中,会碰到各种各样的问题,事情有难有易,环境有顺有逆,结局有苦有乐,人的内心就会体验到各种各样的情绪。可以说,人们内心世界的各种变化主要是由周围环境因素的变化引起的,也就是说,心病的根源在于环境,病由境生。

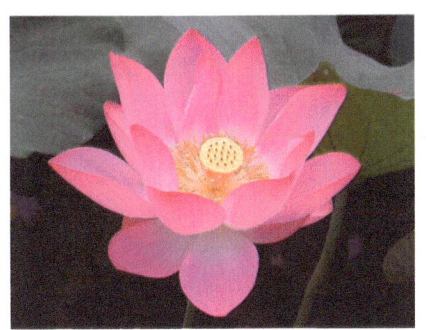
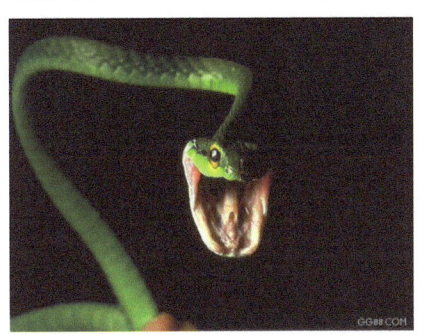

图53 毒蛇和花朵

你看到这两样东西时的心情肯定是不一样的。但对于还没有发展出情绪功能的动物来说,当它们看到这两种东西时,心情却是一样的,它们既不懂什么是开心,也不懂得什么叫恐惧

脱营失精

中医学很早就注意到了社会环境因素对于心理健康的重要性。

《黄帝内经》说"圣人之为道者,上合于天,下合于地,中合于人事",并要求人们要"中知人事",这个"人事"分明指的就是社会生活。那么,这个社会是个什么样的社会呢?《黄帝内经》认为,理想的人类社会是在"远古",那时候:人人都有朴素的天性,不管食物好不好吃,都会觉得好吃,不管服装好不好看，都会乐于穿，不管风俗合不合理，都会乐于接受，对比自己地位高的人也不会羡慕（"美其食，任其服，乐其俗，高小不相慕，其民故曰朴"）。因此，那时的人们"嗜欲不能劳其目，淫邪不能惑其心，愚智贤不肖不惧于物"，处于"志闲而少欲，心安而不惧，气从以顺，各从其欲，皆得所愿"的心理状态，故而疾病难以发生，人人快乐而长寿。相比较之后，《黄帝内经》对"今世"的社会和人们进行了批评，认为他们欲望太甚，不知足，不懂经常调节精神，违反生命和快乐的规律（"不知持满，不时御神，逆于生乐"），所以身体才会变得越来越差，容易患病，寿命缩短。从这些描述看出，中医学认为社会环境对人的心理健康的最不利的影响，在于社会上的种种功名利禄，激发了人们内心中的欲望，而人们对欲望的无节制放纵导致了心理发生偏差、身体发生疾病。

《黄帝内经》还注意到了，生活和事业的变故会对人的心理状况造成严重影响。如男女之间相思而不能合，或者分离断绝，常会造成"血气离守"的病变，王公贵族由富变贫、由贵变贱，常会导致"脱营"或"失精"的病变。《黄帝内经》还提醒医家，在看病的时候一定要注意询问病人的婚姻状况、家庭成员的生死离别状况、社会地位变动情况等等。

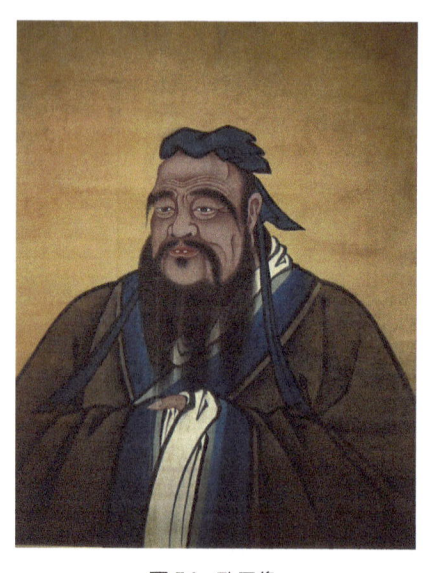

图54 孔子像

孔子（前551—前479），字仲尼，春秋时期鲁国人，我国古代伟大的思想家和教育家，儒家学派创始人，世界最著名的文化名人之一，对中国文化影响深远

需要特别说明的是，现代心理学一般把能否良好地适应外在环境也作为判断心理是否健康的一个重要标准。比如，你是否能自如地处理生活和工作中遇到的大部分问题，你是否接受所在社会的文化并按照该文化的要求行动，你是否能同周围的人和谐相处，你是否能正常地恋爱和处理同异性的关系等等，都作为心理健康的重要内容。相比较而言，中医心理学对这一方面谈得较少，这可能与中医学的学科特性有关（医学嘛，主要是研究身体，而不是社会）；另一方面，也可能与中医学受道家思想影响较大有关。道家主张"道法

自然"、"无为",对世俗社会持回避、"出世"的态度。受其影响,中医学对人的社会行为方面谈的也很少,而是更强调对自然规律的适应。与之相反,强调适应社会环境恰恰正是以孔子为代表的儒家思想的强项。儒家主张"入世",并非常重视对如何适应社会、如何处理好人际关系等问题的探究,其思想博大精深,充满智慧。因此,儒家的心理学思想可以成为中医心理学的有益补充。

阴阳五态人:性格不同,心病不同

造成心理疾病的原因,无非来自以上3个方面。但是,也许有的人又会问:为什么同样是人,同样的社会环境,碰到同样的事情,有的人会出现问题,而另一些人不会呢?这就像同样吹了冷风、淋了雨,为什么有的人会感冒,而有的人却不会?这就关系到体质问题,不同的人体质不同,有人强壮,有人虚弱,有人容易得寒病,有人容易得热病。心理疾病方面也有类似情况,同样是香港娱乐圈的名人,而且年龄也相当,为什么刘德华不得抑郁症而偏偏张国荣会得呢?这就涉及到心理学中的一个重要范畴——人格。

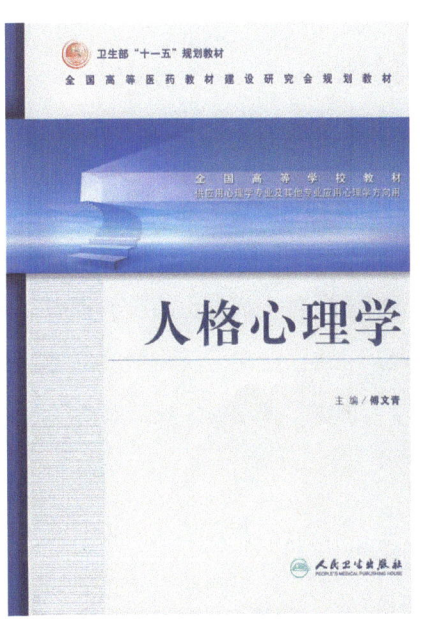

图55 《人格心理学》教材

人格,字面上的意思就是"做人的风格",通俗地理解就是我们经常说的"性格"。稍有社会阅历的人都知道,人和人是有区别的,不同的人有不同的情绪特点、思维方式、行为风格,亦即有不同的性格。有人内向,有人外向,有人性子急,有人性子慢……心理学研究人格,就是要弄清楚,从心理的角度,人到底可以分成哪些类别,其内在的原因和机制是什么。专门研究这些问题的心理学称作人格心理学,人格心理学是现代心理学的一个重要分支。

阴阳五态

中医心理学研不研究人格？研究。而且中医心理学早就注意到了人格现象，并且经过大量的观察和分析、总结，提出了自己的人格理论，其中最典型的就是"阴阳五态"理论。这种理论按照五行模型，把人分为5种类型：

——太阴之人

这种人的特点是：体质多阴少阳，血浓稠而卫气运行不畅，皮肤较厚。面色偏黑，身体高大却习惯于弯腰屈膝，看起来谦虚的样子。这种人一般比较贪婪而没有仁爱之心，表面谦虚，假装正经，内心却极其险恶，贪婪好得，吝啬恶失，喜怒不形于色，做事务虚而不务实，行动起来老是躲在后面。

——少阴之人

这种人的特点是：体质多阴少阳，胃小因而饭量偏少，阳气化生不足。但肠道宽大，消化较快，因而蓄积阳气的能力不强，容易导致气血虚少，脏腑不和之病。这种人的外表好像很清高的样子，但行为鬼鬼祟祟，常怀阴险损人之心，站立时躁动不安，走路时身体前倾。喜欢贪小便宜，对别人毫无恩情，嫉妒心强，看见别人倒霉，就幸灾乐祸，看见别人好，就觉得气愤不平。

——太阳之人

这种人的特点是：体质上阳气偏盛而阴气偏弱，如果阳气损耗太多就容易得发狂的病。外貌表现得昂首挺胸，高傲自满，整个身体好象要向后折叠了，喜欢处处表现自己而洋洋自得，好说大话而没有实际能力，言过其实，好高骛远，作风草率，不顾是非，常常意气用事，过分自信自大，虽然遭遇失败也不知悔改。

——少阳之人

这种人的特点是：阳气偏盛而阴气偏衰，络脉偏大而经脉偏小，血深伏于里而气浮于表。站立时习惯于把头扬得很高，走路时习惯于摇晃身体，两手两肘常向后甩超出背后。这种人自尊心很强，很喜欢突出自己，有点小小地位就觉得很了不起，到处张扬。喜欢对外交际而不喜欢默默无闻、踏踏实实地做事。

——阴阳平和之人

这种人的特点是：体质阴阳平和，血脉和顺。外貌表现从容稳重，举止大方，性格和顺，安静自处，不介意个人名利，宠辱不惊，善于适应环境，待人和蔼，受人尊敬和爱戴。

须说明的一点是，中国古人很看重人的道德修养，因此，《黄帝内经》在描述人的人格类型时，很多部分说的都是道德方面的特征，而且有些话说的未免过于苛刻。其实，从心理学的角度看，各种人格类型并没有优劣高低之分，都是中性的，每一种类型都各有其长、各有其短。现代学者已经结合历代医家的认识，并根据实证研究，大大丰富和发展了对五态人格的认识，使其更加科学、客观、精细、准确，还编制出了《中医阴阳五态人格量表》。有兴趣的读者可以使用该量表来测量一下自己到底属于哪种类型，本书则点到为止，不作赘述。

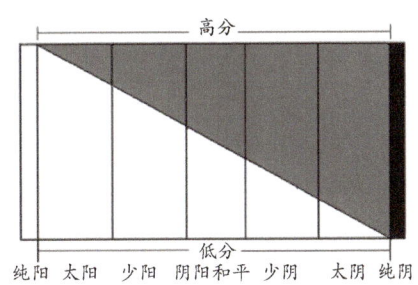

图56 阴阳五态人格图解

"太"是多的意思，"少"是少的意思。太阴、太阳、少阴、少阳分别指阴气和阳气的多与少。太阳之人也就是指性格之中阳的成分很多的人，其余依此类推

体液类型说

关于人格，中西医学之间有个很有趣的现象。

西医的祖师爷希波克拉底也提出一种人格理论——"体液类型说"。他认为人体内有血、黏液、黄胆汁和黑胆汁4种液体，这几种液体都和人的心理功能有关，而不同的人身体中这几种液体的含量是不一样的，于是，就会表现出不同的心理特点，也就是不同的性格。具体地说，主要包含4种性格：

多血质：即血液含量偏多的体质。这种人的性格表现为活泼，快乐，好动，外向。

黏液质：即黏液含量偏多的体质。这种人的性格特点是沉静，反应迟缓，情绪平和、淡漠，不好动，内向。

胆汁质：即黄胆汁含量偏多的体质。这种人的性格特点是兴奋性高，情绪好冲动，容易急躁和发怒，自控能力差，外向。

抑郁质：即黑胆汁偏多的体质。这种人的性格特点是忧郁，不快乐，易哀愁，内向。

这种人格学说虽然从原理上看并不十分科学，因为这些性格和几种体液基本

上没有什么关系。但是，现代心理学研究表明，这4种性格类型的确非常典型。更有意思的是，有学者把体液类型说同中医的阴阳五态说进行了一番比较，发现二者是非常接近的。多血质相当于少阳型，胆汁质相当于太阳型，黏液质相当于少阴型，抑郁质相当于太阴型。只不过中医比西医多了一个"阴阳平和之人"，而这种状态即使在中医看来也是一种比较理想的状态，在现实中比较少见。也就是说，中医和西医在这方面的发现其实惊人地相似，这也从另一个角度说明，中西医学的智慧有一些方面其实是相通的。

那么，张国荣的性格属于哪种呢？笔者武断地推测，应极有可能是西医所说的抑郁质或中医说的"太阴之人"。

说到性格，就必然会碰到一个很多人都感兴趣的问题：一个人的性格是不是天生的，一成不变的？现代心理学的结论是：一个人的气质性格的确与先天有密切关系，一个人一生下来，就有一定的气质类型，而且具有相当的稳定性。但同时，性格也和后天有密切关系，受环境、文化、教育、成长经历的影响，一个人的性格会在后天发生变化。至于一个人的人生轨迹，则更加受环境的影响，所以，性格决定命运的说法虽有一定的合理性，但本质上却是错误的，命运和太多的因素有关了，而不独是性格。否则，难道先天是抑郁质的人在后天的命运都是自杀而亡？

综上所述，引起心理疾病的原因是多方面的。自然环境，社会环境，身体状况、心理状况，先天的气质性格，后天的生活方式……任何一种因素都有可能导致心理疾病的发生。由此也可以看出，风险到处都是，一个人只要生存在这个世界上，要完全避免心理疾病几乎是不可能的。

那么，具体到张国荣来说，引起他抑郁症的原因是什么呢？我推测原因也应是多方面的，气质性格的因素自然不必说，可能也有自然环境方面的因素：张自杀是在四月，按中国农历属于春季，南方的春天阳光少，天空昏暗，空气潮湿憋闷，很容易诱发抑郁情绪，据调查统计，这个季节也是自杀的高发季节。

社会因素当然也应是有的：张生活的香港是国际大都市、商业中心，是现代资本主义社会的典型样本，生活节奏快，竞争激烈，物质主义和个人主义是最普遍的价值观，张所在的娱乐行业尤其如此。与传统社会相比，这样的社会环境很难让人们做到中医学所倡导的恬淡虚无、清心寡欲，相反却更加容易激发人的欲望，给人的心理带来压力，引起焦虑，使人们的归属需求更不容易满足，导致过多的孤独和抑郁。置身其中，张的心理必然受到很大影响。

生活方式的因素也应该是有的吧：张的日常生活缺少规律性，而且喜欢夜生活，常常通宵达旦，在中医学看来，这种生活习惯是极易损伤气血的，而无论是心气耗伤还是肝血亏虚，都极易引起抑郁，就在张自杀的当晚，他就通宵未眠而且还喝了不少酒，这些即使不是他抑郁症和自杀的主要原因或直接原因，也应是重要原因。

从这个角度讲，张国荣的命运或许从他来到这个世界时就已经注定。

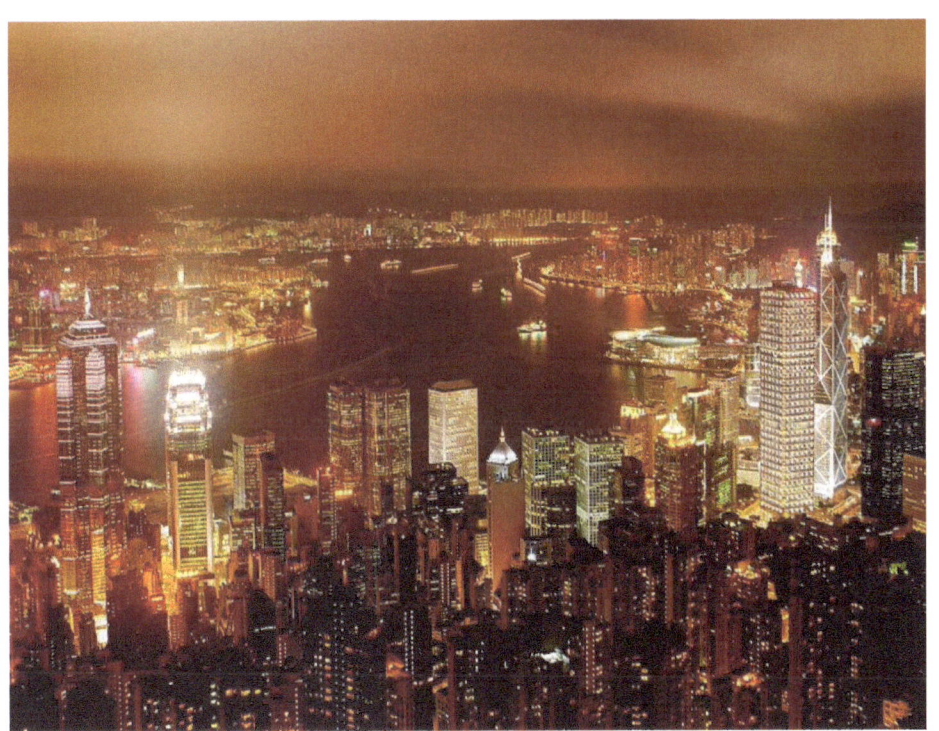

图57 香港夜景

现代商业社会和大都市的生活方式，给人们带来富足和便利的同时，也给人的心理带来了不利影响。心理学研究越来越表明，现代人的心理疾病与此有非常密切的关系

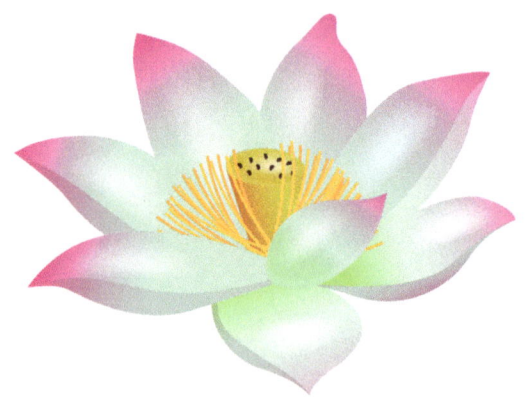

调神疗心的神奇技艺 4

有病就要治疗，心理疾病也不例外。

对于大多数中国人来说，治疗身体上的疾病并不觉得陌生或奇怪，而对于治疗精神疾病却感觉非常陌生。心理疾病、精神病院以及心理医生、心理咨询等在大多数人的眼中都有一种神秘色彩。究其原因，主要是观念问题——对心理疾病还存在一些偏见。人们平时有个伤风感冒，头痛脑热，都会自觉地找医生诊治，对验血、验尿、B超、X光、打针、吃药、做手术等等这些诊断和治疗手段也都非常熟悉，可是，如果出现心情郁闷、烦躁不安、注意力不集中、记忆力减退、兴趣减退等情况，也即发生心理疾病，却很少有人主动找心理医生看，因此也就对心理治疗的一些方法、手段都觉得比较陌生和神秘。

其实，心理疾病及其治疗并不是什么新鲜事，中医学在几千年前就已经有所认识。而且，治疗心理疾病和治疗身体疾病在道理上没什么区别，无非都是找出发病的部位和原因，然后根据对发病规律的认识，采取一些手段来祛除病因，恢复被疾病搞乱的正常秩序。在这方面，中、西医也没有本质的不同。只不过，由于中医心理学在理论上有其独特性，因而在治疗心理疾病的方法和手段上也有一些非常独到的地方。在此，扼要介绍最主要的几种。

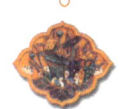

调神疗心的神奇技艺

从身治心

前面讲到，所有心理活动都是以生理功能为基础的。而且，有相当一部分心理疾病是由于生理方面的原因引起的，也就是说，"心病"是由"身病"引起的。对于这类心理疾病，就不能"心病还需心药医"了，而是只能从治疗"身病"入手来达到治疗"心病"的目的。

疯人院

事实上，不管是中医还是西医，在这一方面思路是基本一致的。

在西方的历史上，自从认识到精神疾病的原因并非魔鬼之后，就把精神疾病视为身体疾病一样来对待，使用药物或物理的疗法来治疗。但是，由于当时的医学知识还非常有限，还不能找到治疗精神疾病的科学途径，很多治疗方法后来被证明是毫无价值的，甚至是极其愚昧、荒唐的。比如，在欧洲有相当长一段时期，认为精神病病人,特别是那些情绪和行为偏亢奋的病人,是因为他们大脑动脉中的血液过多引起的,因此认为放血疗法是最有效的疗法,病人经常被刺破血管放血。其它疗法,比如冷冻疗法,要把病人突然浸泡在冰冷的水中;还有杯吸法,即用烧热的杯子在病人的身上烫出水泡。这些治疗方法都给病人造成了很大的痛苦。直到20世纪四五十年代,成千上百的病人还被迫接受前额叶切除手术,这种手术当时被认为是治疗一些精神疾病的最佳方法,但这是一种很残酷的大脑外科手术。在手术过程中,医生把工具插进病人大脑的前叶,然后反手旋转工具来破坏大脑组织。很多接受手术的病人后来成为植物人或因此死亡。另一种疗法——电击疗法至今仍被一些医疗机构使用,这种疗法是使病人的头部接受强电流的打击,病人会在一瞬间遭受极大的痛苦,发生抽搐并失去知觉。

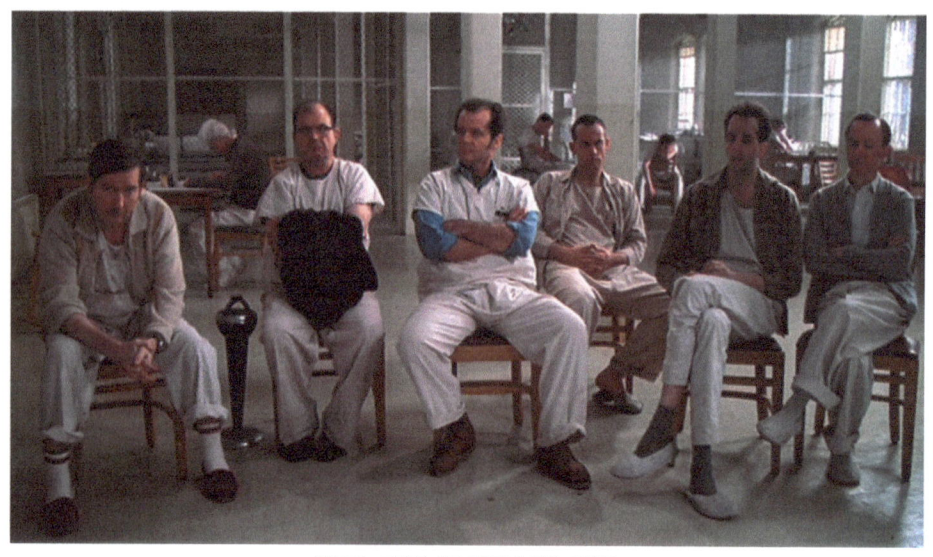

图58 电影《飞越疯人院》剧照

美国电影《飞越疯人院》讲述了一群精神病患者无法忍受医院的折磨最后集体逃离的故事。该片曾获得奥斯卡金像奖

  与此同时,由于不能找到很有效的手段治疗精神病,医院的精神科病房或者精神病医院变成了囚禁精神病病人的"监狱"。医护人员和管理人员用粗暴的方式对待精神病人,对他们殴打、捆绑、侮辱。一些病房或精神病院的卫生条件也非常恶劣。正因为这样,在西方,有相当长一段时间,精神病院被当成一个恐怖的地方,很多历史学家和文学家都曾对精神病院(也称作疯人院)做过恐怖的、

耸人听闻的描写。一直到 19 世纪，才有人为更人道地对待精神病人而呼吁。但这种呼吁真正发挥作用也是到 20 世纪 50 年代，那也是因为镇静药被发明，精神病人的生存状况才得以好转。

当然，今天的精神病院与以前相比已大为不同。医疗技术的改进是一个原因，更重要的原因是观念的改进。现代医学不再把精神疾病视为单纯的医学问题，而是看做一个复杂的文化现象，治疗上也不再过度强调化学药物和物理治疗的作用，而是综合使用各种更加生活化的心理咨询、支持疗法，并更加重视温暖的人际关怀对康复的作用。

辨证论治

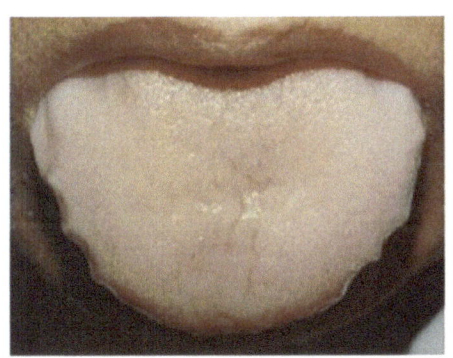 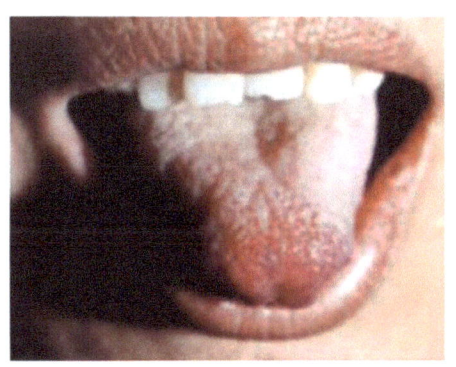

图 59　中医舌诊

中医学诊断疾病讲究望、闻、问、切。望，就是看，通过眼睛观察了解病情。闻，就是通过闻气味、听声音了解病情。问，就是向病人询问病情。切，就是通过切脉了解病情。其中，望舌是非常重要的一种诊断方式，通过观察舌头的颜色、形状、舌态、动态来了解疾病信息。如：左图所示，舌色淡白、苔薄，提示病人属于气虚；右图所示，舌尖红，提示病人心肺有火热。

在医学上，中国的古人也试图从治疗身体方面入手来治疗心理疾病，但在理论和实践方面要比西方医学先行一步，在很早就形成了自己一整套较成熟的理论和方法。

中医学治疗心理疾病，同治疗身体疾病一样，都是运用"辩证论治"的思路。所谓"辨证论治"，就是中医生通过望、闻、问、切等手段，全面了解病人身体、心理各方面的信息，然后依据中医学的阴阳、五行、脏腑、气血、经络等基本理论，

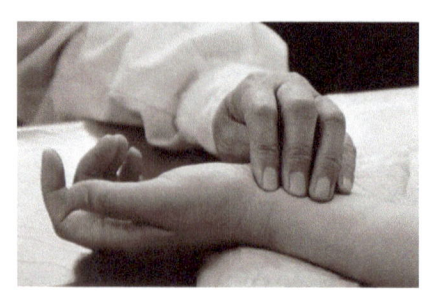

图60 中医脉诊

辨别诊断每个不同的病人属于什么"病"、什么"证",最后针对不同的"病"和"证",使用不同的方法和药物来给予治疗。

前面讲到,不同的心理功能由不同的脏腑所主管,而且心理活动还和体内的气血运行有关。因此,对于心理疾病的诊断最关键的也是看两个方面:一看脏腑,即看是哪个脏腑发生了问题,这就是中医常说的"脏腑辨证"。一旦发现某一种心理功能出现异常,首先就要看它所对应的那个脏腑是否出现异常。比如记忆力减退,就要看是否肾发生了问题;老是觉得昏昏沉沉、反应变得比平时迟钝,就要看是否脾发生了问题;出现情绪反常,比平时更容易发怒,就要看是否肝出了问题。二看气血,即看全身气血运行的状况,是否发生了"阴阳表里虚实寒热"的状况,这即是中医常说的"八纲辨证"。不过也要注意,因为中医学认为五脏之间、阴阳气血之间都是相互关联、相互影响的,所以有可能某一种症状由多个脏腑、多种原因引起,这就要求在诊治具体疾病时要因人因时因地制宜,不同人不同治。这一点恰恰也正是中医的独到之处。

举个例子,就拿张国荣所患的抑郁症来说吧。抑郁症是现代医学的名称,相当于中医所说的"郁证"。郁证病人共同的表现是心情抑郁、情绪不宁,仿佛觉得胸

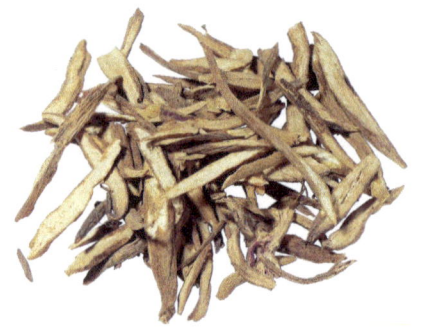

图61 中药材切片

中药是中医治疗疾病的最主要手段。中药多由直接采于自然界的植物、动物、矿物等经加工而成。中药治病的原理同中医基本理论是一致的,即通过每味药不同的"气"(寒、热、温、凉)和"味"(酸、苦、甘、辛、咸)分别调节不同的脏腑

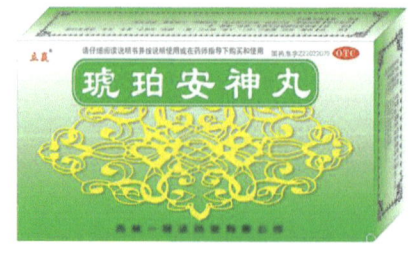

图62 琥珀安神丸

琥珀安神丸是一种常用的治疗失眠的中成药。中药中还有许多专门治疗心理疾病的成药

部满闷，或容易发怒，或老是想哭。在西医（或现代心理学）看来，只要是诊断为抑郁症，就会用同一类药——抗抑郁药来治疗。但中医不这样，中医还要看每一个具体的病人还有什么特别的表现。如果这个病人除上述症状外，还有食欲不振、大便不正常、两肋胀痛等症状，而且舌头的舌体比平时偏红，舌苔发黄，打脉是紧绷绷的"弦脉"，就可判断他的郁证是由于"肝气郁结"引起的，因此，治疗的重点在于"疏肝解郁"，使用以"柴胡疏肝散"为主的药物来治疗。如果这个病人老是心事重重，敏感多疑，头晕失眠，看舌头是舌质淡，舌苔薄白，打脉是软弱无力的"细脉"，那么就可以判断他的郁证不是因为"肝气郁结"造成的，而是由于"心脾两虚"造成的，治疗的重点就在于"健脾养心、补益气血"，使用以"归脾汤"为主的药物。除这两种类型外，郁证还有可能是"气郁化火"、"血行瘀滞"、"痰气郁结"、"心神惑乱"、"心阴亏虚"、"肝阴亏虚"等类型，而不同的类型，又会用不同的方法和药物来治疗。这就是"辨证论治"。

那么，张国荣是属于哪种类型呢？可惜，笔者目前无法得到张国荣的病案，因而不敢妄加猜测。但如果张生前有看中医生的话，中医生给他提供的诊断和治疗方案，肯定不会超过上述的范围。

心病种种

中医学确认的心理疾病不止"郁证"一种，而是有许多种。下面我们简要地了解几种：

1. 不寐

即失眠，是一种以不能正常睡眠为主要症状的精神疾病，相当于现代医学所说的"睡眠障碍"。轻者入睡困难，有睡而易醒，或醒后不能再入睡，或时睡时醒，严重者则整夜不能入睡。

2. 卑惵

亦称作"卑怯"，是一种以自我感觉自卑愧疚、惊恐胆怯、神情惶恐而不能自主为主要症状的精神疾病，类似于现代医学所说的"恐惧症"。

3. 脏躁

是因情志不舒，或天癸将绝时阴血亏虚、阴阳失调所引起的一种精神疾病，

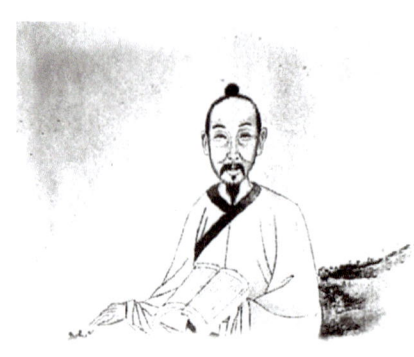

图63　傅山像

多见于女性。临床上以精神抑郁、情绪烦乱、情绪不能自主、无故悲伤欲哭，或哭笑无常、哈欠频作等为主要症状。接近于现代医学所说的更年期综合征、癔症。

4. 百合病

是因神志不遂，或热病之后，或心肺阴虚所致的一种以精神恍惚、烦躁不安、欲卧不能卧、欲行不能行、食欲时好时坏、口苦、尿黄、脉象微弱为主要症状的疾病。现代精神病学没有类似的疾病名，但在神经衰弱、癔症或某些发热性疾病的后期会出现相似的症状。

5. 梅核气

梅核即杨梅的果核。梅核气是一种以自觉咽喉似被梅核阻塞，咯之不出、咽之不下为主要症状，可检查却不见咽中有物，且不红不肿、饮食自如的一种疾病，多见于妇女。梅核气的症状在《黄帝内经》、《金匮要略》、《诸病源候论》等医籍中早有记载，第一次作为病名是在宋代杨士瀛的《仁斋直指方》。现代医学没有相类似的单独病名，但神经症咽喉部的临床表现与之非常相似。

6. 癫狂

癫与狂在中医看来其实是两种疾病，它们共同的特征是精神错乱、意识不清，但癫病表现为表情淡漠、沉默痴呆、喃喃自语、安静少动、情绪多喜，也就是人们俗称的"文疯子"；狂病多表现为精神亢奋、

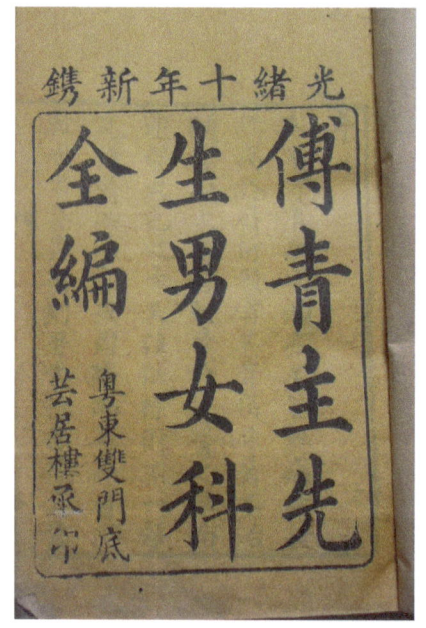

图64　《傅青主女科》书影

傅山，字青主，明末清初医家。他对妇科疾病非常有研究，著有《傅青主女科》。他在书中对妇女绝经前后容易发生脏躁等病的原因和机理做了细致阐述。这意味着中医学比现代医学更早发现了"更年期综合征"

狂躁不安、骂人毁物、动而多怒，甚至会打人杀人，也就是人们俗称的"武疯子"。"癫狂"的病名首出于《黄帝内经》，相当于现在医学所说的"精神分裂症"，现代医学所说的"心境障碍"大致也可属于中医"癫狂"病的范畴。

7. 怔忡

一种以心中焦躁不安、心神不宁为主要症状的疾病，类似于现代医学所说的焦虑症。

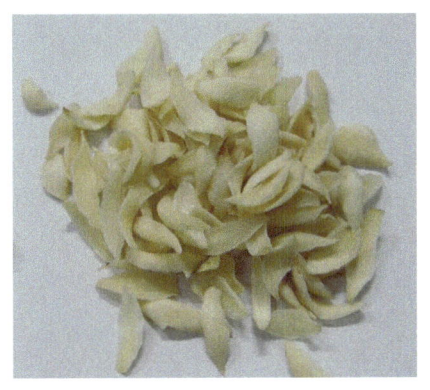

图65 中药百合

汉代医家张仲景所著《金匮要略》中记载了治疗百合病的专门方药——百合汤，该方的主药就是百合

8. 健忘

是一种以记忆力减退为主要特征的疾病，临床上比较常见。《黄帝内经》即曾论述过健忘病的机理。健忘病一般同心、肾的虚损有关。

此外，还有痴呆、痫证、奔豚气、痛证等多种疾病均可算作精神疾病。不过，值得注意的是，将疾病分为生理疾病和心理（精神）疾病是现代人的做法，在古代二者并没有非常严格的区分，特别是中医学讲究"形与神俱"、"身心合一"，对心理疾病和身体疾病更加没有严格的界线。事实上，在临床实践中二者也是密切联系在一起的，很多以心理症状为主的疾病，绝大多数同时都有身体方面的症状，以身体症状为主的疾病很多也都伴有心理方面的症状。在治疗方面，中医学也是讲究心身同治的。这也是中医学不同于西医学的一个特征。

十三鬼穴

除了药物疗法，中医同样也有物理疗法，其中最常用也最富盛名的就是针灸。

中医学在很早以前就发现，人体内有一个独特的网络系统，这一系统内连脏腑、外连肌肤，人体生命必须的气血精津各种精微物质以及各种信息都通过这一网络传递流通，这个网络就是经络系统。中医学还发现经络在人体的表面循行时，其上会有一些部位比其他部位更加敏感，这些部位就是"穴位"。进而发现如果用针刺、按压、加热、通电、通磁等手段刺激这些穴位，刺激会沿着经络传到体

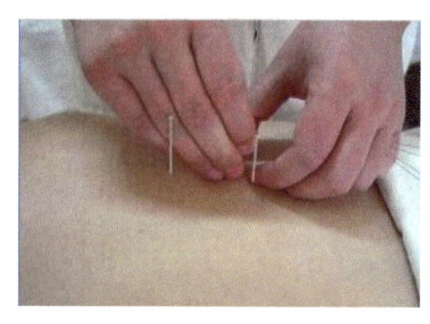

图66 针灸疗法

内相连的脏腑,引起身体内部的一些变化,从而可以达到治病的目的,这就是中医学非常著名的针灸疗法。

针灸不仅可以治疗身体疾病,也可以治疗心理疾病。针灸治疗心理疾病的原理与前述药物治疗的原理相似,主要是通过调节脏腑功能和气血运行功能来实现。针灸同样讲究辨证治疗,不同的穴位对应不同的脏腑,用不同的手法进针、运针,可以起到不同的补泻作用。

此外,还有一部分穴位是专门用来治疗心理疾病的。比如,唐代名医孙思邈提出了"13鬼穴",即人中、承泉、颊车、少商、大陵、隐白、风府等十三个穴位,这些穴位可治一切精神类疾病。最常用的比如人中,当出现晕厥、昏迷以及其他原因所致的意识丧失或意识模糊的情况时,用针刺或用指甲掐按人中穴,可以很快使患者恢复神智,效果非常显著。

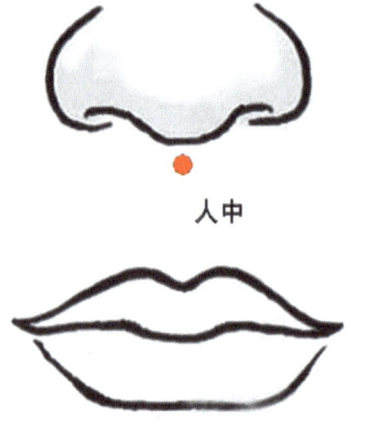

图67 人中穴位置示意图

祝由:古老的中医心理咨询

　　心理活动毕竟有它的独特规律,有很多心理问题,不管是形成的原因,还是发病的机理,与生理活动并没有太大关系。比如,你炒股票亏了,或者是受领导批评了,或者是考试失败了,总之你受了很大打击,心情非常不好,成天闷闷不乐,话也不说,甚至开始饭也不吃了,觉也睡不着了。这种情况如果还是仅仅通过身体方面去调节肯定是没有多大效果的,没理由吃药能把你吃得高兴起来。俗话说"心病还需心药医",这时候,就只能从心入手,通过直接调节你的心理活动来

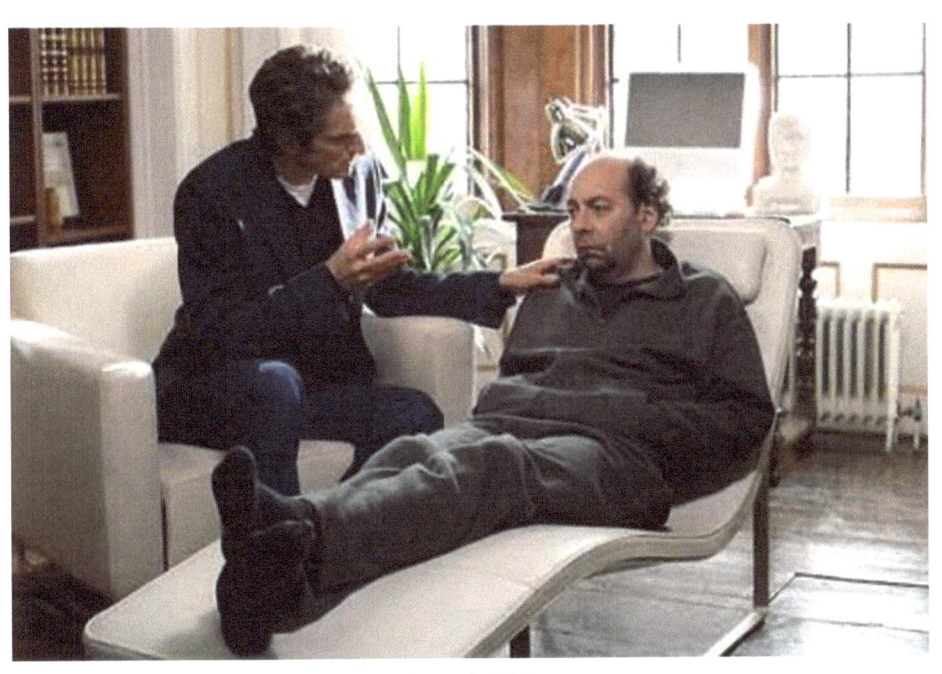

图 68 心理咨询

这是心理咨询的一个典型场景。咨询者半躺在椅子上进行倾诉，心理医生在一旁予以分析引导

医治你了。这种治疗途径，就是现在广为人知的心理咨询。

移精变气

　　心理咨询，是指心理咨询师或心理医生依据一定的心理学原理，通过与来访者建立一种特定的人际关系，来帮助来访者摆脱心理困扰、恢复心理平衡，实现人格发展。典型的心理咨询的场景是这样的：一位心理问题的来访者——比如张国荣，走进心理医生的诊室，同心理医生面对面地坐着，开始谈话。心理医生会问张国荣一些问题，张国荣如实回答并向心理医生详细地述说自己的生活经历，倾诉自己的内心世界，在心理医生对张国荣的情况了解清楚后，就会同他一起对问题进行分析，或者指导他对自己进行剖析，或者指导他做一些放松练习、催眠，或者教他一些特殊的心理调节方法，让他回去练习等等。总之，心理医生会依据一定的心理学理论，针对张国荣的具体情况，采取一些非药物、非物理的手段，来引导他的思想和行为，从而调节他的心理活动情况，矫正他的心理偏差。

可见，心理咨询最主要的特点是它使用语言作为最重要的手段，一定程度上，心理咨询完全可以被称作谈话疗法。谈话疗法可以说是古已有之，如西方传统中教徒有心理困扰要向神父忏悔，而神父会对教徒的忏悔作开解，就是一种有心理咨询意味的方式。但心理咨询真正成为一种解决心理困扰的方式，却是在20世纪初，在弗洛伊德创立了潜意识理论并把自由联想法广泛地使用于治疗精神疾病的实践中之后。随着心理科学的不断发展，目前心理咨询的理论流派已经有上百种之多，以谈话手段为主的心理咨询已经发展成为一种独立的繁荣行业，成为为人们解决心理问题最主要的途径。

那么，中国古代有没有心理咨询，或者说有没有针对心理疾病的谈话疗法呢？有。《黄帝内经》中有这样一段话："古之治病，唯其移精变气，可祝由而已。"这里提到的"祝由"，字面的意思就是"祝说疾病的由来"，即通过向病人解释、开导、劝慰，调节病人的心理状态，从而到达治疗疾病的目的。站在今天的角度，我们完全可以说"祝由"就是中国古代的心理咨询。《黄帝内经》成书于两千多年前，而又称"祝由"是"古之治病"方法，可见"祝由"方法的古老。

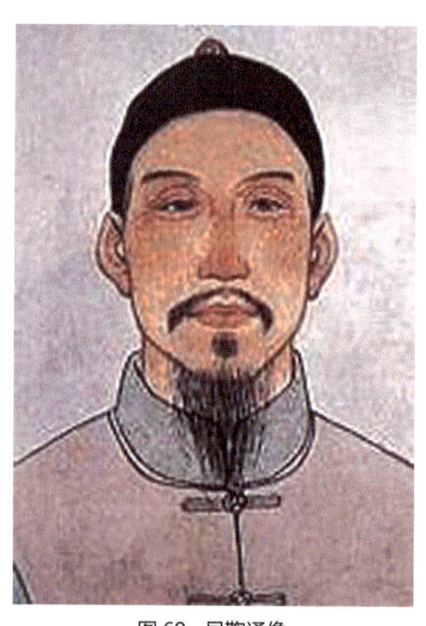

图69 吴鞠通像

吴鞠通，清代名医，著有《温病条辨》等。他在探索发热类疾病（中医学称为"温病"）发病规律和治疗经验方面取得了显著成就，对中医学理论发展做出了卓越贡献。他在临床中使用心理疗法也颇有心得

这句话中还提到一个说法"移精变气"。精和气都是人体中的精微物质，是人的生命活动的基础，"移精变气"即是说通过"祝由"，可以使人体中的精微物质发生移动和变化，从而达到治疗身体疾病的目的。

综上所述，这句话其实反映了中医学很重要也很独特的一种思想。中医学认为"形神合一"，身和心，或者说生理活动和心理活动是密切相关、密不可分的，所以，通过调整心理活动，完全可以使生理活动发生变化，达到治疗生理疾病的目的。中国人有尚古的传统，《黄帝内经》显然

对上古之人的治病方法推崇备至,认为他们仅仅("唯其")使用祝由的方法,就能使身体中的精气发生变化,从而达到治疗疾病的目的,言外之意就是说,现在的医生过多地依赖药物、针灸、手术这些手段,实在是比古人差远了。可见,中医对心理疗法是多么推崇。

历代中医家对"祝由"之法也都非常重视。比如,清代名医吴鞠通就说:"吾谓凡治内伤者,必先祝由。详告以病所由来,使病人知之而不敢再犯;又必细体变风变雅,曲察劳人思妇之隐情,婉言以开导,庄言以震惊之,危言以悚惧之,必使之心悦诚服,而后可以奏效如神,余一生得力于此。"(《医医病书》)这句话的意思是说,凡是治疗内伤性疾病,一定要首先使用祝由的办法。也就是要详细告

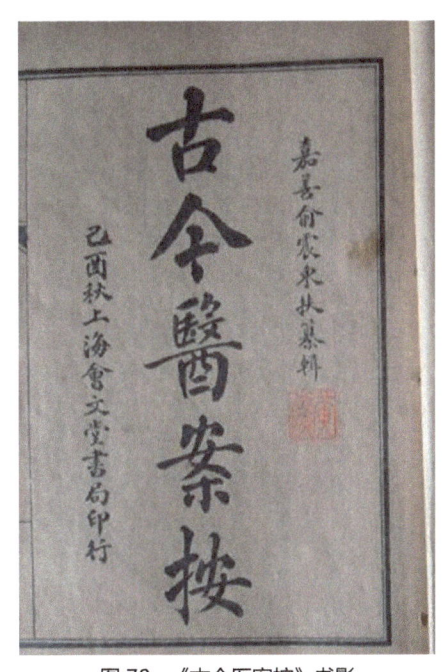

图70 《古今医案按》书影

《古今医案按》为清代俞震纂辑,成书于1778年。该书选辑历代名医医案,上至汉代仓公,下至清代叶天士60余家,1060余案,并结合编者自己的临床经验,以加按语的形式对各家医案进行分析。该书为中医学医案研究的佳作之一

诉病人他所患疾病的由来,使病人知道后不敢再犯。还必须细致地体会病人内心世界的变化,察觉他是否有什么隐情,待了解清楚后,根据具体情况,或采用婉转的语言开导他,或用庄重的语言让他感到震惊,或用危险的话让他感到惊惧,总之,一定要让病人心悦诚服。而病人一旦心悦诚服,治疗起来就会如有神助,非常容易见效。吴鞠通说他自己一生看病,最主要的成功经验就在于此。

当然,心理咨询并不单单是"咨询",即并不仅仅局限以谈话为主要技术手段,而是包含了除药物疗法和物理疗法外的所有心理治疗技术(诸如行为训练、催眠、团体活动、艺术治疗等等)。中医的"祝由"也不仅限于谈话。在长期的临床实践中,中医家们总结出了许多行之有效的非药物、非物理的心理治疗手段。下面,举例介绍几种。

顺情从欲法

即通过发现并满足当事人愿望的方法来达到治疗目的。这种方法主要是针对那些因为愿望无法满足而引起的疾病。

《古今医案按》记载了这样一个病案：一位妇女突然精神失常，不分昼夜，满嘴胡言乱语，说个不停，而且到处乱走动，家人想把她捉住都难。医生王中阴通过观察和询问，判断出病人是因为怀疑自己的丈夫有外遇，心中嫉恨情敌，郁闷日久而导致心智错乱。于是，他暗中派人在病人周围放出风声说，那个第三者近日因中暑而死。病人无意中听到了这个消息，得知情敌已死，嫉恨之情马上减轻了很多，病很快就好了。

有欲望的不仅仅是成人，小孩也一样。《名医类案》记载了一个病案：一个还不会说话走路的小孩，突然整天啼哭不止。父母以为得了什么大病，找医生来看。医生通过仔细询问、观察，判断是因为小孩有什么心愿不能实现，又不能言语，所以才啼哭不止。最后，医生把小孩经常玩的一个马鞭交到他手里，小孩马上就不哭了。

暗示诱导法

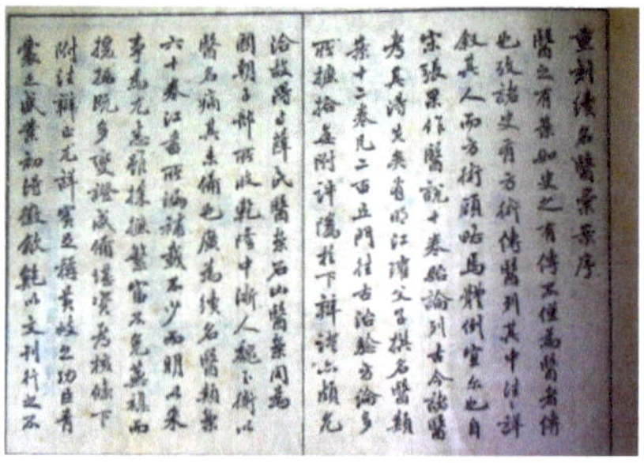

图71 《续名医类案》书影

《续名医类案》为清代医家魏之琇编撰的医学书籍，成书于清乾隆三十五年(1770年)，共36卷。编者因鉴于明代《名医类案》所选资料尚多缺漏，而明后新见医案又多繁杂，故结合自己临床经验而编写。全书分345门，内、外、妇、儿、五官等各科病症兼备，分类条理清楚，选案广泛，在中医界有一定影响

即通过一些巧妙、隐蔽的做法，引诱病人相信医生的解释，从而改变病人不合理的想法以达到治疗的目的。

《续名医类案》中记载了这样一个病案：有一个人晚上在亲戚家喝酒喝醉了，回到家后没有进屋睡，而是在自己的后花园睡了。半夜醒来，口渴难忍，就顺手喝了一大碗花园中水槽里的水。第二天天亮一看，水槽里有许多细小的红虫子。自此，他就觉得自己的肚子里生了许多虫子，食欲大减，成天闷闷不乐，日渐消瘦，找了很多医生诊治都不见效。最后，请来医生

吴球诊治。吴球详细了解情况后，认为病因不在"身"上而在"心"上，于是他偷偷地用红丝线剪成段，然后把这些线头同巴豆（一种致泻的中药）一起用米饭做成药丸，让病人服下。第二天一早，病人开始使劲拉肚子，拉出的红丝线在便盆里散开，就像一大堆红虫子。吴球叫众人一起围观，说"现在好了，所有的虫子都拉出来了"。病人信以为真，于是大病痊愈。

习以平惊法

即通过让患者经常接受惊吓刺激，以至于习以为常，从而达到治疗惊恐症的目的。

《续名医类案》记载有这样一则病案：卫德新是军队中的一名小官吏。一次，他的妻子从外地来探望他，晚上住在一家旅馆的楼上。正巧当天晚上，一伙强盗来抢劫旅馆，楼下打门拍桌、翻箱倒柜的声音不绝于耳。卫妻吓得跌下床来，昏死过去。从此以后，卫妻不敢听任何声响，一听到就会晕倒不省人事。卫家请了很多医生来诊治均无效，后来请到名医张子和。张子和仔细询问情况后，并没有给病人开药，而是让两位丫环把卫妻按在椅子上，自己拿了一块木头敲卫妻面前的桌面。卫妻听到声音，非常惊恐，张子和就解释说："你看，我只是用木头敲桌子而已，这有什么可怕的？"等卫妻情绪稍微安定后，又去敲。接着又去敲柜、敲门，这样一来二去，卫妻的情绪渐渐平顺了，到最后，看到张子和敲桌子，卫妻竟然笑着说："你这算什么治法啊！"没过几天，卫妻的病就完全好了，即使是外面打雷，她都能安静地入睡了。

现代心理学有个重要的流派叫行为主义流派，他们在心理咨询实践中习惯于使用很多行为训练方式。其中有一种方法叫系统脱敏法，就是通过循序渐进的行

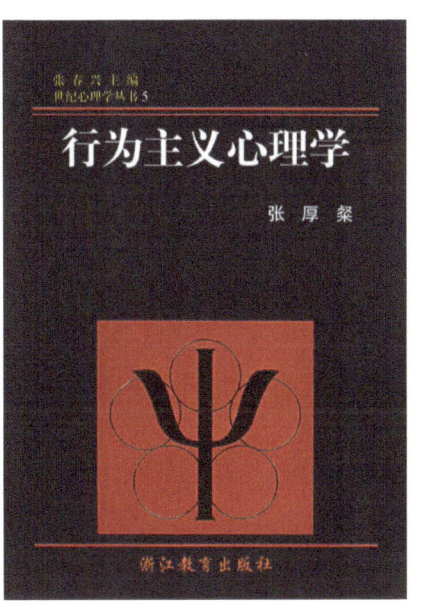

图72 《行为主义心理学》书影

行为主义心理学主张，人的心理和行为都是在外界刺激的作用下，通过有意或无意的学习和训练而形成的。因此，健康的心理和行为可以通过有意识的学习和训练而得到，不健康的心理和行为也可以通过有目的的学习和训练来克服

调神疗心的神奇技艺

为训练来矫正不良的心理行为模式。比如用来治疗恐高症。恐高症就是一种以害怕呆在高处为主要特征的神经症，当事人一旦身处高处（比如在楼顶上、上升的电梯上）就会莫名其妙地感到紧张恐惧，甚至出现浑身发抖、心跳加快、出虚汗、晕厥等情况。用系统脱敏的办法治疗恐高症是这样进行的：心理咨询师先把当事人带到二楼，让他往下看，同时不断地抚慰他，让他紧张的情绪得到放松，经过一段时间后，当事人对二楼的高度基本适应后，再把他带上三楼。如法进行，一直把他带上几十层楼高。随着楼层的不断升高，他的恐高症也就渐渐治愈了。上述的习以平惊法同行为主义的思路颇为类似，而且方法也和系统脱敏法非常接近。这也说明，古老的中医心理学很多方面是同现代心理学相通的。

中医的心理疗法还有很多，如移精变气法、行为诱导法、捕捉幻物法、矫正疗法等等，从现代的眼光看，这些方法大都符合心理学的原理，而且非常巧妙。

情志相胜法

在中医学众多的心理疗法中，最具有中医特色的应该算是情志相胜法。

情志，即感情、情绪；胜，意即战胜、制服。情志相胜，意思是说各种情绪是可以互相制服的。前面已谈过，五行理论是中医学的重要理论基础。中医的情志相胜法，是完全依据五行相克的原理，结合临床实践推导出来的。五行相克，即木火土金水五行相互克制、制约，即金克木、木克土、土克水、水克火、火克金。中医认为人体的肝、心、脾、肺、肾五脏分别对应于木火土金水五行，五脏之间也存在和五行一致的相克关系。而人的喜怒忧思恐5种基本情绪分别由五脏主管，中医家在临床实践发现，5种情绪也存在类似于五行相克的关系，这种相克关系运用于临床中，对于那些因某种情绪过盛而引起的疾病，可以通过激发与它相克制的另一种情绪来治疗，这就是情志相胜法。具体而言，包括以下5种情况：

悲胜怒

悲属于肺金，怒属于肝木，按五行规律，肺金克肝木，因此，对于因过于愤怒而导致的疾病，可以通过激发出悲伤情绪的办法来治疗。

古医籍《筠斋漫录》中记载了这样一则病案：有一位达官贵人，眼睛中生了个东西，治疗了很长时间都不见好。病人心急，不停地拿镜子照，因久不见好，心中气愤，经常向医生和周围的人发火。后来找来一位叫杨贲亨的医生来看。杨医生了解情况后，对病人说："眼睛的病很快会自己好的，不必担心，现在的问题是，因为你服药太多，眼睛中的毒气正沿着你身体的左侧向下蔓延，很快就会集中在左腿，到时候毒性暴发，恐怕你的腿会残废，甚至有生命危险。"病人听了这话，心情变得沉重起来，不再担心眼病了，而是天天抚摸着自己的腿，想着自己将会残废甚至丧命，心里感到非常悲伤。但是，过了一段日子后，他的眼病好了，也没见腿上毒发，于是，就叫来杨医生询问。杨医生说："我那是骗你呢。你的眼病是因为火气造成的，而你天天心里想着眼睛，又是生气发火，一生气，心火就向上冲，眼病怎么能好呢？我骗你说毒要向腿转移，你的注意力就集中到了身体下部，而且悲伤的情绪克制了怒气，火气自然就降了下来，因此病就好了。"

喜胜悲

喜属于心，悲属于肺，按五行规律，心火克肺金，因此通过激发高兴的情绪可以治疗因悲伤太过而导致的疾病。

《儒门事亲》载有这样一则医案：息城有一位小官吏，听到父亲被强盗杀死的消息后，非常悲痛，号啕大哭。哭罢，就感觉到心口疼痛，而且一天天加重，一个多月后，痛处生出一个肿块，疼痛难忍，用了很多药都不见效。后来请到一位名医，这位医生经过检查和了解情况后，认为病是由心理原因引起。这时，正好他看见屋内有一位巫婆正在手舞足蹈地给病人祈祷作法，于是，他也模仿巫婆的动作蹦来跳去，而且故意使动作夸张，还不停地做着鬼脸，显得很滑稽。病人不禁被逗得哈哈大笑起来。这一笑不要紧，没想到肿块竟然笑没了，

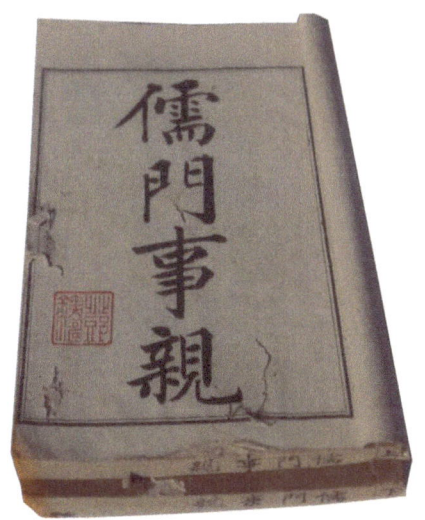

图73 《儒门事亲》书影

《儒门事亲》，金元时期著名医家张从正撰写的医学专著，共15卷，成书于1228年。该书秉承张从正中"唯儒者能明其理，而事亲者当知医"之思想，故命名为《儒门事亲》

调神疗心的神奇技艺

过了一两天就完全痊愈了。这位医家运用的正是喜胜悲的原理。

恐胜喜

恐属于肾，喜属于心，按五行规律，肾水克心火，因此通过激发惊恐的情绪可以治疗因高兴太过而导致的疾病。

小说《儒林外史》中曾讲述范进中举的故事，范进因为得知自己考中举人，过度高兴而致发狂。最后，是范进的老丈人，情急之下打了范进一个耳刮，范进突然挨打，心中惊恐，狂病才被治愈。这是"恐胜喜"的最典型案例。当然，范进中举的故事是小说的虚构，而且老丈人打女婿可以，医生打病人却不可以。

不过，现实中也有一个同范进中举差不多的案例，载于《冷庐医话》：明朝末年的高邮县有一位医生叫袁体庵，医术很高明。一天，一位外地来的举子得知自己考试及第，高兴过头，得了一种怪病，就是狂笑不止，想停都停不了，于是找袁医生诊治。袁体庵看过后，神情凝重地对举子说："你这个病是伤了心脉，没法治了，恐怕活不了几天了，你赶快回老家吧，再迟恐怕要客死异乡了。"又写了一封信，交给举子，说："你回乡路过镇江的时候，可以再凭我这封信找当地的名医何某看看，看他能不能治你的病。"举子到镇江找到何医生，把信交给他。何医生打开信，只见上面写着：这位举子是喜极而狂，因为过度高兴而致心窍开张不可复合，用药物是治不了的，所以我用将死的话吓唬他，令他惊恐抑郁，如此一来，他的心窍自然就会闭合，等他到达镇江的时候，病应该早好了。何医生询问举子，他的病果然好了，何医生便把真实情况告诉了举子，举子才恍然大悟，不用再担心自己要死了，对袁体庵的医术佩服得五体投地。

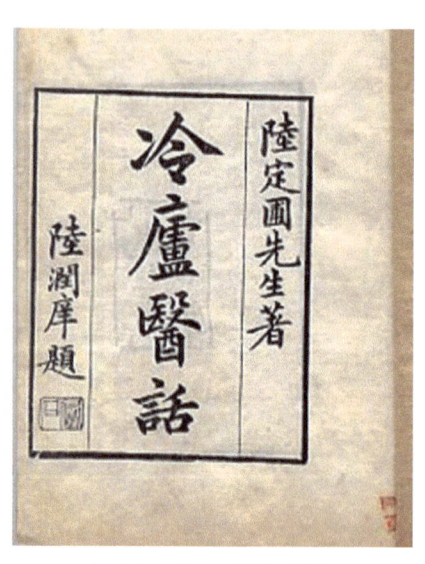

图74 《冷庐医话》书影

《冷庐医话》为晚清医家陆以湉所著，成书于公元1858年，全书分5卷。陆以湉所载医史文献资料丰富，论述精广，并多个人识见，故在中医学医话著作中素负盛誉

思胜恐

思属脾，恐属肾，按五行规律，脾土

克肾水，因此通过思考可以治疗因惊恐而致的疾病。

其实，这个道理也是符合我们日常生活经验的。人们遇到的惊恐，绝大多数情况是因为没有预料到它会出现或者没有了解它的规律，一旦通过思考了解了它的规律，恐惧之情自然就会消失。《古今医案按》记载了这样一则病案：一个病人得了心疾，总是看见眼前出现一只狮子，感觉到惊恐不安。名医伊川先生对病人说，再看到那头狮子，就伸手抓住它，并教病人抓狮子的办法。病人果然按照医生的办法，以后一见到狮子就去抓，可每次什么都抓不到，这样慢慢地，病就好了。其实，这个抓狮子的办法正是在引导病人思考，他每次见到狮子就抓，抓不到时肯定就会想："就在眼前的狮子怎么会摸都摸不到呢？"慢慢地他就想通了："哦，原来这狮子是个幻觉，是根本不存在的。"这样一想，他的惊恐自然就消逝了，幻觉也就跟着消失了。

怒胜思

怒属肝，思属脾，按五行规律，肝木克脾土，因此通过激发愤怒的情绪可以治疗因思虑过度而导致的疾病。

《古今名医类案》中记载了这样一个病案：有一个年轻女子，刚出嫁不久丈夫就经商外出了，两年多都没回来。这时候，这女子得了一种病，食欲全无，好多天吃不进一口饭，而且一点力气都没有，整天困卧在床上，表情呆滞。名医朱丹溪来看，询问把脉后，对她的家人说："她的病是因为思念丈夫而不得，思虑太过，气结于脾所致，用药物是治不了的，而要用怒胜思的办法。"于是，病人的父亲按照朱丹溪教的方法，上前不由分说就扇了女儿几个耳刮，对女儿严声训斥。女儿一下被激怒了，大哭大叫，大约过了三个时辰，朱丹溪觉得病人的怒气已经发作得差不多

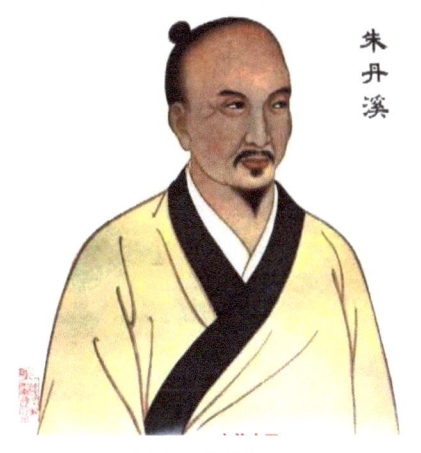

图75 朱丹溪像

朱丹溪，元代名医，中医学历史上的"金元四大家"之一，开创"相火学派"。著有《相火论》、《丹溪心法》等。他对中医心理学的发展也做出了重要贡献，如对"心肾不交"理论的阐发、对"怫郁"等心理疾病及其机制的探索等，对后世有重要启发

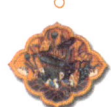

调神疗心的神奇技艺

了，便叫她的家人上前安慰病人。又过了一会儿，病人提出说想喝粥，病也就跟着渐渐好了。

文挚殉医

中医学历史上还有一个著名的典故——"文挚殉医"，同"怒胜思"有着密切关系。

春秋战国时代齐国的国王齐闵王，患了忧郁症，整天闷闷不乐，反复唉声叹气，经许多医生治疗都不见好转。齐闵王的太子听说邻近的宋国有一位叫文挚的医生，医术高明，就派人请来。文挚见过齐闵王，详细询问了病情，然后退出来。太子问："我父王的病有治好的希望吗？"文挚回答说："你父王的病我是能治好的，但他的病治好后，肯定要把我杀掉。"太子吃惊地问："这是为何？"文挚说："你父王的病是因为思虑过度引起，必须用激怒他的方法来治疗，但是，一旦我把他激怒了，我的命就难保了。"太子叩头恳求道："父王平时最听我和母亲的话，如果先生能治好父王的病，我和母亲一定向父王求情，拼死都会保护你。先生不必有顾虑，放心去治吧。"文挚思虑再三，最后痛苦地说："那我就豁出去了。"

文挚向齐王约好了再次看病的时间，但是，时间到了他却没有来，让齐王白等了一场。又约了第二次，结果文挚再次失约。连续失约三次，齐王非常恼火。最后一次，文挚终于来了。他一进门，连礼也没施就径直走到齐王的病床前，脚踩住了齐闵王的衣服也不管，气得齐闵王咬牙切齿。在和齐闵王谈论病情时，文挚更是得寸进尺，说了很多粗话，甚至辱骂齐闵王。齐闵王再也按捺不住，从病床上翻身起来，指着文挚大骂不休。这样一来，齐闵王的忧郁症竟奇迹般地好了。可是，齐闵王病虽愈而怒气难消，便派人捉拿文挚，要把他活活煮死。太子和王后闻讯急忙赶来解释，请求他宽赦文挚，但齐闵王怒气太甚，谁的话都不听，最后还是把文挚处死了。

文挚根据中医学"怒胜思"的原理，采用激怒病人的办法奇迹般地治好了齐闵王的忧郁症，在中国医学史上留下了一个心理疗法的经典案例，也谱写了一曲以身殉医的悲壮乐章，为后人所敬仰。

情志相胜法是中医五行理论在心理学方面的经典应用，也是现代心理学中所未曾见的。该法非常巧妙，反映了中国医学独特的智慧，在实际应用中更可以变化多端，历史上留下了很多精彩的案例，一些医家（如张子和）也因为善于使用此法而得名。但是，因为使用此法常常要出奇不意，而且有一定的冒险性，要求医生要有一定的胆略，所以并不是所有医生都敢使用。特别是随着社会发展，医疗服务越来越讲究规范性和人性化，情志相胜法的临床使用更受到了局限。但是它的生命力并未消失，我们仍要思考在现代条件下如何更好地运用它。更重要的是，它独特的理论为现代心理学提供了一个崭新的领域，值得去进一步深入研究。

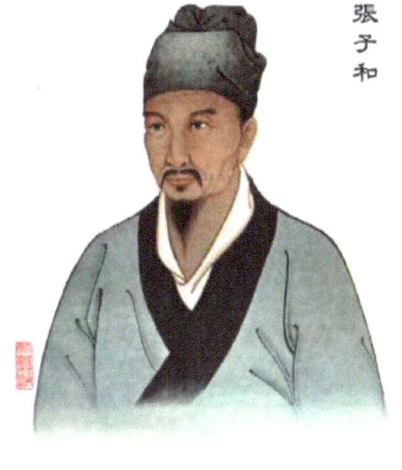

图76 张子和像

张子和（约1151—1231），名从正，字子和，号戴人，金代睢州考城（今河南兰考县）人，大医学家，为中医史上的"金元四大家"之一，是攻邪派的开山。他较深入地探索了情志疾病的原理，在临床中尤其善于运用各种心理治疗技术，为后世留下了许多成功的案例，对推动中医心理学发展做出了重要贡献

五音入五脏：独特的中医音乐疗法

把音乐作为一种心理治疗手段中西方都有。现代西方的音乐治疗开始于20世纪初，最早是作为重度精神疾病患者的一种辅助手段，后来慢慢推广到用来治疗抑郁症、精神发育迟缓、自闭症以及日常生活中的心理调节，成为一种被广泛使用的治疗方法。很多国家都有专门的全国性的音乐治疗学术团体。相比而言，中国使用音乐治疗的历史要悠久得多。据史料记载，早在夏商之前的三皇时期，亦即至少5000年前，就有了有目的地用音乐和舞蹈改善人们情绪的活动。成书于两千多年前的《黄帝内经》有多个篇章论述音乐治疗疾病的原理和方法。

为何音乐可以治疗心理疾病呢？其实，即使是仅通过常识我们也能知道，音乐和人们的感情世界密切相联，听不同的音乐可以唤醒我们内心中的不同感情。现代心理学一般认为，音乐之所以能被用作治疗手段，正在于它凭借节奏、旋律、和声、音响4大要素，赋予了乐曲松弛、紧张、庄严、喜悦、悲哀等不同类型的

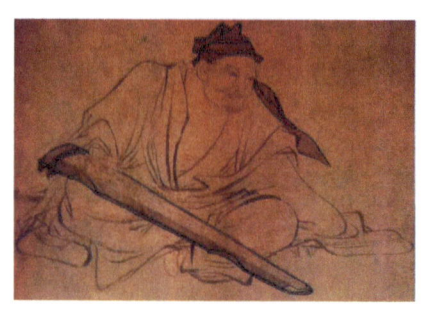

图 77　明代画家杜堇所作《古贤诗意图》（局部）

琴棋书画是中国古代读书人的基本修养。操琴不仅可以提升一个人的艺术素质，更是调节心理的重要手段

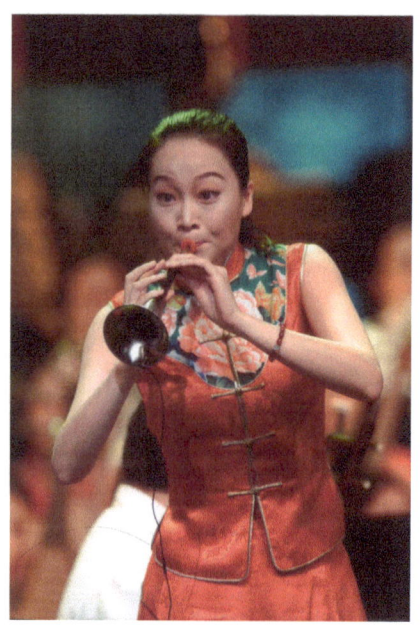

图 78　唢呐演奏

唢呐是中国民间最常见的乐器，常在民间的节日中吹奏。欢快的唢呐声令人快乐、振奋。音乐对情绪的影响作用巨大，这一点相信一般人都有感受

情绪，从而有目的地唤起人们不同的感情反应，通过中枢神经系统的调整，改善心身状态、调整行为，恢复动态平衡。

中医学对音乐治病原理却另外有独到的认识。其核心观点仍和前面讲到的五行理论有密切关系。中医学认为音乐中的五个调（即五个基本音阶）——宫、商、角、徵、羽（分别相当于现代音乐的1、2、3、5、6）分别对应于五行的木、火、土、金、水。而正如前面所讲过的，人体的五脏和心理功能的五神、五志也分别对应于五行，这样一来，五音便和五脏的生理功能及五神、五志等心理功能联系在了一起。以这五种音为主调的乐曲，就可以分别对五脏发挥作用，这就是中医学的五音入五脏理论。具体内容如下：

土乐。以宫调为基本音，风格悠扬沉静、淳厚庄重，给人如土地般宽厚结实的感觉。其音入脾，对脾胃功能作用明显。

金乐。以商调为基本音，风格高亢悲壮、铿锵雄伟、肃劲嘹亮，具有类似于金属的感觉。其音入肺，对肺功能的调节作用较明显。

木乐。以角调为基本音，风格悠扬，生机勃勃，曲调亲切爽朗，舒畅通达，具有类似于草木的特点。其音入肝，对肝功能的调节作用比较明显。

火乐。以徵调为基本音，旋律热烈欢快、

活泼轻松,具有火焰一样的感觉,其音入心,对心功能的调节作用比较明显。

水乐。以羽调为基本音。风格清纯、凄切哀怨、苍凉柔润,具有类似于江河之水的感觉。其音入肾,对肾功能的调节作用较明显。

正是根据以上原理,对于不同病人,根据他们的具体情况,分别给他们听不同的音乐,就可以起到治疗的作用了。中国音乐学院曾根据这一原理,编制了一套"中国天韵五行音乐",现简要列表介绍如下:

音乐类型	曲目	调式	功效	心身治疗适应证
土乐	黄庭骄阳	阳韵	温中健脾,升阳益气	食少腹胀,神疲忧郁。腹泻、脏器下垂等。
	玉液还丹	阴韵	清火和胃,清积导赤	胃脘胀痛,内火郁积
金乐	晚霞钟鼓	阳韵	补益肺气,宽胸固表	咳嗽无力,自汗怕风
	秋风清露	阴韵	滋阴清热,润肺生津	干咳少痰,身心烦热
木乐	玄天暖风	阳韵	补益肝气,散寒解郁	眩晕耳鸣,夜寐多梦,肢体麻木
	碧叶烟云	阴韵	清肝泻火,平肝潜阳	头晕胀痛,烦躁易怒,面红耳赤,失眠多梦
火乐	荷花映日	阳韵	补益心阳,养心安神	心悸不安,胸闷气短,失眠多梦
	雨后彩虹	阴韵	清心降火,安神定志	心胸烦热,面红口渴
水乐	伏阳朗照	阳韵	温补肾阳,固精益气	腰膝酸软,畏寒肢冷
	冰雪寒天	阴韵	清心降火,滋肾定志	心烦意乱,眩晕耳鸣,梦遗

音乐最显著的作用是激发感情,所以音乐疗法还能被用来治疗感情方面的困扰,或者由感情因素引起的各种疾病,其原理同前面讲的"情志相胜"相同,即主要利用五行相克的规律,让某一种音乐激发出相应的情绪,来克制另一种情绪。比如,对于因怒火太甚引起的心理问题,或者是因各种生理、心理因素导致的容易发怒(如高血压属肝阳上亢型的患者),可以选择悲伤色彩较浓的金乐(悲胜怒),如《小胡笳》、《江河水》、《汉宫秋月》、《双声恨》、《病中吟》等。对于过度悲伤或忧郁的人,可以选择感情热烈的火乐或者其他欢快的音乐(喜胜悲),如《花好月圆》、《喜洋洋》、《瑶族舞曲》、《喜相逢》、《鸟投林》等。

值得一提的是,正因为音乐对情感和情绪的影响是非常显著的,音乐可以"治病"也可能"致病"。比如,一个人心情悲伤的时候,如果再听悲伤的音乐,可以使他的心情更加悲伤。在西方音乐史上,曾经有一首乐曲,因为容易导致听者产生抑郁心理而使自杀率增加,后来这首乐曲被禁。

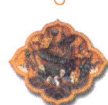

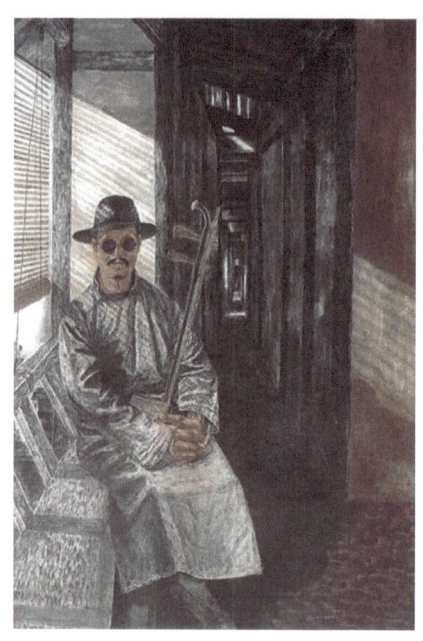

图 79　瞎子阿炳油画肖像

中国近代音乐家阿炳。听过他演奏的二胡音乐《二泉映月》的人一定会被它悲凉的情绪所感染

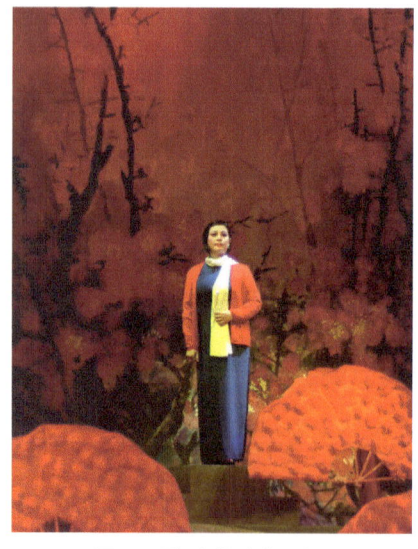

图 80　歌剧《江姐》剧照

当年的革命浪漫主义音乐曾激发了一个时代人的斗志和激情。可以说，中国共产党非常懂得音乐改造人心的力量，并成功地使用了这一力量

另外，长期听某种情绪的音乐，会对一个人的心境和性格产生深刻影响。长期听革命歌曲，可以使人变得情绪亢奋，性格坚强，已为历史所证明。长期听忧伤音乐，也会使一个人的心境变得敏感忧伤，性格变得脆弱。这不禁使我们又想到张国荣，张以唱情歌而著称，他唱的歌曲大都充满忧郁感伤的情绪，他的抑郁症是不是与此也有一定的关系呢？

除以上介绍的几种途径和方法外，中医治疗心理疾病的方法还有气功疗法、导引疗法、按摩疗法、歌吟疗法、舞蹈疗法等等，在此不一一介绍。不过，相信大家即使仅从以上介绍的这些内容也足以感受到，中医的心理治疗方法和手段是何其丰富多彩，又是何其巧妙独特。更重要的是，不管是从古到今的临床实践效果，还是从现代医学和心理学理论研究的角度来看，中医心理学的这些治疗技术和手段都是切实有效的，因此，我们有理由相信，中医心理学必将帮助更多的心理疾病患者解决问题、摆脱痛苦。

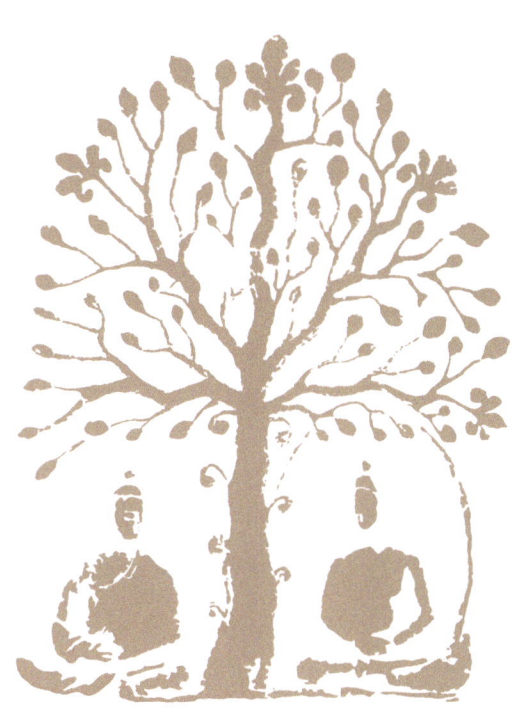

5 颐养心神的古老智慧

扁鹊是战国时代的名医,医术高明,传说经常能起死回生,不管多严重的病,到他手里都能治好。当时的人赞他的医术是"天下第一"。扁鹊听到这个说法后马上站出来否认,说:"我怎么敢当第一,最多只是第三。"众人一听非常惊讶,问:"难道还有两个人比你厉害?"扁鹊说:"是的。"众人又问:"他们是谁?怎么没有人知道他们呢?"扁鹊说:"他们是我的两个哥哥。我的二哥在疾病刚刚开始,病情还很轻的时候,就能治好它们,使它们不至于发展成严重的病,所以是第二。我的大哥在人们得病之前就能通过引导他们正确地预防、保养,致使疾病根本没有可能发生,所以才是真正的天下第一。而我只能在病情严重的时候才能发现和治疗,所以只能算第三了。"

这个小故事说明一个道理:对于疾病,预防比治疗更重要。这一思想正是中医的基本精神。中医学有"上工治未病"的说法。"上工治未病"从字面上理解是"上等的医生治疗的是未得之病",意思也就是说,真正高明的医生重视的是养生和预防。

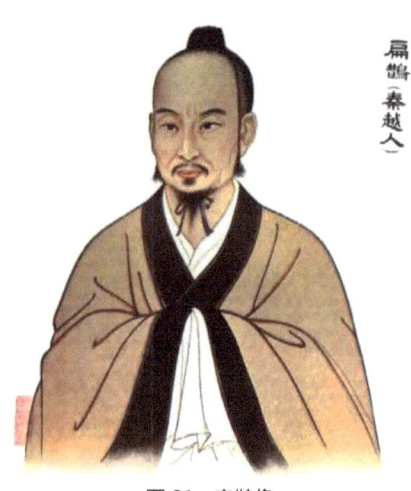

图81 扁鹊像
扁鹊是战国时期的名医。他医术高明,事迹被广为传诵。《史记》中有他的专门传记

这一说法同样适用于心理疾病。等到得了心理疾病再去看心理医生往往就迟了,最好是防患于未然,在平时就注意保养心理健康,预防心理疾病。

中医学非常重视心理养生,其心理保健思想亦可谓博大精深,有一整套非常完备的理论和一系列行之有效的方法。其基本的观点,则可扼要概括为4个词——顺应自然、恬淡虚无、执敬涵养、恬愉自得。

顺应自然:要养心,先养身

中医学主张"形与神俱",即认为人的心理和生理是高度统一的,"心"离不开"身","身"也离不开"心"。但相对而言,"形者神之体,神者形之用",即"身"为体,"心"为用,"身"更加重要。如果身体不健康,心理很难正常。

这个道理其实很容易理解，且不说身体疾病会引起心理疾病，就算不引起心理疾病，当一个人的身体为疾病困扰成天不舒服时，他的心情能舒畅吗？因此，要维护心理健康，维护好身体健康是前提，要养心，须先养身。

那么，如何维护身体健康呢？按中医学的思想，最根本的原则就是4个字——"顺应自然"。

"顺"即顺从，"应"即适应。"顺应自然"就是说人的一切活动都要顺从和适应大自然的规律。中医学认为，人"秉天地之气生"，是大自然的产物，人生天地之间，人体的生命运行规律和大自然的运动规律是一致的。因此，人的生命活动都必须顺从、适应大自然的规律。顺从、适应就会赢得身心健康，无法适应甚或违背大自然的规律，必然遭受大自然的惩罚，导致疾病，甚至夭亡。因此，顺应自然是养生的第一要义。

一个人在日常生活中如何做到"顺应自然"呢？其实也很容易，主要包括几个方面：

起居有常

四季更迭、昼夜转化是大自然最基本的规律。中医学认为要养生保健，最基本的就是日常生活起居要顺应这个规律。

顺应四季昼夜变化的节奏。春天要晚睡早起，夏天要晚睡早起，秋天要早睡早起，冬天要早睡晚起。还有就是要避虚邪贼风。前面谈过，四季的气候正常情况下称作六气，不会对人体造成伤害，但是，如果它的变化程度超过了人体承受的限度，就成为"六淫"，成了引发疾病的重要原因。避虚邪贼风，就是要尽量避免正常的气候不小心成为致病因素。如春天的时候多风，要注意穿戴严实，防止伤风；夏天炎热，要注意多喝水，多避阴凉，避免被热邪所伤或中暑；秋天干燥，要多喝水；冬天寒冷，要注意保暖，多穿衣服，加厚被褥。之外，还要避免淋雨冒雪。

顺应昼夜节律，最重要的是要做到"日出而作，日落而息"，即白天活动，晚上睡觉休息。避免晚上熬夜，或白天睡觉。现代社会，城市夜生活丰富，很多人不愿意早睡，很晚了都在加班、宵夜或娱乐。按中医学的理论，这样会导致心阴、心血的严重耗伤，对身体是非常不利的，长久会连累其他脏腑，引起许多疾病，甚至伤及肾精，导致早衰、易疲劳、记忆力减退等。

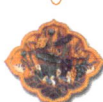

颐养心神的古老智慧

饮食有节

人要存活，必须吃饭。而食物全部来自于大自然。因此，按照大自然的规律来进食，也是顺应自然的一个重要方面。

中医学对食物的认识有"五谷为养，五畜为助，五菜为充"的说法。这句话的意思就是说，人体的营养主要靠谷物粮食，而肉类和青菜类则是辅助和补充。这种观点也是非常符合现代营养科学的。

对于食物的味道，中医尤其讲究。中医认为"五味"和五脏的功能密切相关，甘味养脾，辛味养肺，酸味养肝，苦味养心，咸味养肾。正如前面所讲，中医认为，五脏类似于五行，相互之间存在着相生相克动态平衡的关系，因此，五味也要讲究平衡，不等偏嗜，过分偏爱任何一种味道，对身体都是不大好的。

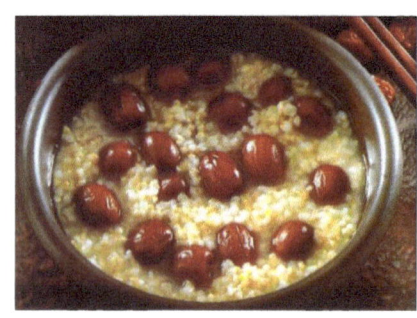

图82 药膳

中医学非常注重饮食，认为人们日常的食物也都具有类似于药的属性和功用。因此，在中医看来，食物不仅能为人体提供营养，还能用来治病

中医学主张食物应以清淡为主，尤忌"肥甘厚味"，甘就是太甜的食物，肥就是脂肪含量过多的食物，厚味就是味道太浓的食物。这些观点对现代人非常有启发意义。含糖多（甘）和含脂肪多（肥）的食品会增加人体脂肪含量，引起肥胖、高血脂、冠心病、糖尿病等多种疾病，厚味特别是过咸的食品会引起高血压，过辣刺激的食品，会加重人体的炎症反应，常会出现长暗疮、喉咙痛等中国老百姓常说的"上火"症状。在中医看来，酒也属于过辛且偏于热的食物，不宜多饮。

此外，还要注意不能过于饥饿，也不能过饱，要按时吃饭，且要"七分饱"。

节欲保精

男女的性欲和性活动是人体的正常功能。中医学认为人类的性行为和生殖活动，是身体发育到一定程度时，精气充足，以至于外溢。因此，在肾精充足的情况下，从事性行为，就是顺应自然的正常的生理规律，不仅不会对身体造成危害，相反，对于身心健康还是有益的。但是，凡事不能过头，如果因为欲望太强，不善节制，以至于性活动过于频繁，就会造成肾精过度流失，对身体健康造成伤害。所以，中医对性行为主张节制。

不妄劳作

人是活的，必须要活动。除了不得不进行生产劳动外，还要从事各种人际交往、文体娱乐等社会活动。活动不仅对生活是必须的，中医学还认为它对身体也有好处，可以促进气血的运行，提高脏腑的功能。但是中医学同时强调，各种活动都应该有一个度，不能过度，一旦过度就会给人体带来危害。

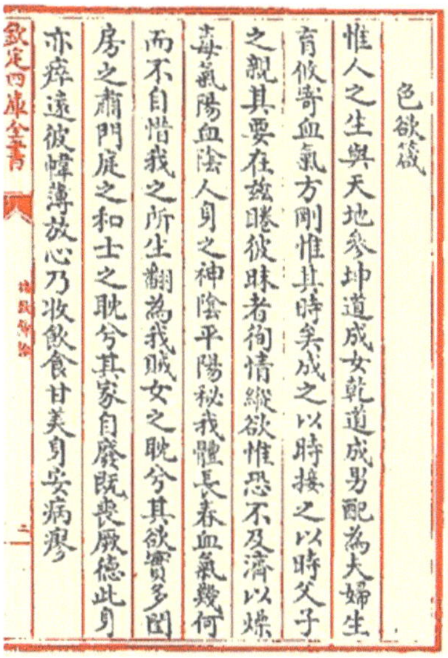
欽定四庫全書

色欲箴

惟人之生與天地參坤道成女乾道成男配為夫婦生育攸寄血氣方剛惟其時矣成之以時接之以時父子之親其要在茲睠彼昧者徇情縱欲惟恐不及濟以燥毒氣陽血陰人身之神陰平陽秘我體長春血氣幾何而不自惜我之所生翻為我賊女之耽兮其欲實多閨房之肅門庭之和士之耽兮其家自廢既喪厥德此身亦瘁遠彼帷薄放心乃收飲食甘美身安病瘳

图 83 《格致余论》书影

历代医家都主张节制性欲。金代医家朱丹溪在其著作《格致余论》中专门有《色欲箴》一章，阐述纵欲伤身的原理，劝人节欲保精

首先是，绝大部分的劳动要求人们的身体长期保持某一种特定的姿势，或者是重复某一个单调的动作，中医认为任何一种动作持续时间过长都会导致对身体的伤害，所谓“久视伤血、久卧伤气、久立伤骨、久坐伤肉、久行伤筋”。另外，做大部分事情时人都要用脑，用脑就要耗费心神，不管是动作太过还是用心神太过最终都会伤耗人体的精血，危害健康。所以，中医主张养生的一个重要途径就是不妄劳作，也就是，不要操劳过度。如何做到这一点呢？一是管理好自己的任务，不要给自己太多的任务和负担。二是，注意有张有弛，要注意休息，工作一段时间要争取休息一下，一个动作持续时间太久，也要中途停下来休息一下，比如坐得太久要走一走，躺得太久要站一站等等。

不过，要注意的一点是，中医学提倡不妄劳作，并不是不劳作，光休息。相反，中医学是主张要常活动，多运动的。因此，问题的关键还在一个“度”字，不能过“劳”、过“动”，也不能过“静”，要做到“动静结合，有张有弛”。

合于人事

中医讲顺应自然，并不单单是顺应大自然，还包括顺应人类社会。正如《黄

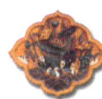

帝内经》所要求的"上合于天，下合于地，中合于人事"（《灵枢·逆顺肥瘦》），"合于人事"，就是要顺应人类社会。

那么，如何顺应人类社会呢？关键就是要遵守道德规范。唐代名医孙思邈就曾说："道德日全，不祈善而有福，不求寿而自延。此养生之大旨也。（《备急千金要方》）"意思是说，一个人只要不断完善个人的道德修养，不用祈求好事，福气自然就会拥有，不用祈求长寿，生命自动就会延长。而这是养生的最重要的原则。

至于道德规范的具体内容，想必人人都知道，也非本书的重点，在此就不赘述了。

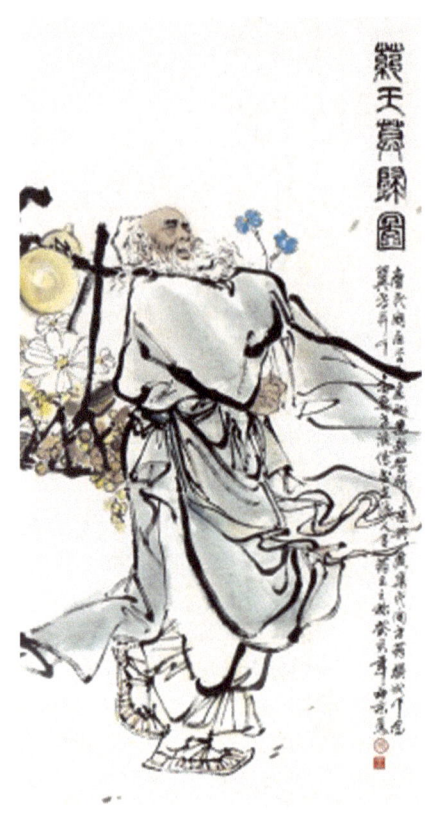

图84 孙思邈像

孙思邈，唐代名医，被后人誉为"药王"，著有《备急千金要方》、《千金翼方》等，在中医学历史上具有重要地位。他非常重视养身并亲生实践，据历史资料的明确记载，孙活了120岁

恬淡虚无：管理好你的欲望

要养心，先养身。可是，是不是身体健康了心理就一定健康呢？当然不是。心和身尽管密切联系，可毕竟是两回事，心是心，身是身，身代替不了心。所以，在保养好身体的基础上，还要尊重心理活动的特殊规律，对心进行格外的养护。

十六字诀

那么，如何调节心理活动来提高心理健康呢？最重要的就是做到《内经》中的一段话：

"恬淡虚无，真气从之，精神内守，病安从来"

"恬淡虚无"的意思就是要保持平静淡泊的心态。

中医学受中国传统的道家思想影响甚深。道家认为,"虚"是宇宙的最佳状态。天是虚空的,所以能包容万物,容器是虚空的,所以能装东西。人心也应是虚空的,才能容纳各种思想和情感。

那么,人心如何才能做到"虚"呢?就是不要让欲望固着在外在的事物上。欲望固着在金钱上,心里就只装着金钱,固着在名誉上,心里就只装着名誉,固着在美色上,心里就只装着美色。一旦装了东西("有")心就变满了,变"实"了,就会失去其应有的轻松自由,生出很多烦恼。

相反,如果善于控制自己的欲望,对各种诱惑都看"淡"些,让心里不要装满东西("无"),使其始终保持一种"虚"的状态,那么,内心就会呈现一种平静("恬")的状态,那是一种真正的轻松自由。心理健康就是要达到这样一种状态。

恬淡虚无不仅是一种心理健康状态,对身体健康也会产生重要影响。

中医学认为人体的各种生命活动都是靠身体内部的能量——"气"来推动和维持的。其中,"真气"是最重要的一种气,它对人的生命活动和健康具有决定作用。由于"天人相应"的关系,"真气"在自然状态下,应该是按照大自然的规律在人体内运行的。但是,如果一个人欲望太甚,心神过度操劳,就会扰乱真气的运行轨迹,使之发生偏差,甚而引起疾病。反过来,如果一个人能够有效地节制欲望,心神安静而不妄动,达到"恬淡虚无"的状态,真气就不会受到干扰,就会顺从它原有的自然规律("从之")来运行。

中医学还认为"精"是人体生命活动的最重要的精微物质基础,精的充足与否

颐养心神的古老智慧

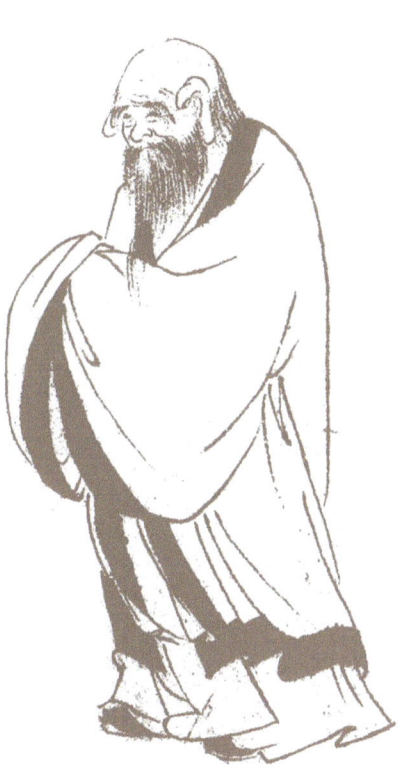

图85 老子像

老子是中国道家思想的鼻祖。中医学受道家思想影响甚深

同健康密切相关，人们应对"精"精心保养呵护而不能令其损耗丢失。但是，如果一个人因欲望太甚而心神操劳、体力透支或纵欲过度，"精"往往就会随着气的妄动而流失，从而伤害健康。相反，如果能控制欲望，内心达到"恬淡虚无"的状态，物质之"精"和心理之"神"都会牢固坚定地"守"在体内，就不会流失。神不妄动，身体自身的运行节奏就不会被扰乱，精不外流，人体的正气就会充足，外来的病邪就无法入侵，如此这般，疾病从哪里来呢（"病安从来"）？

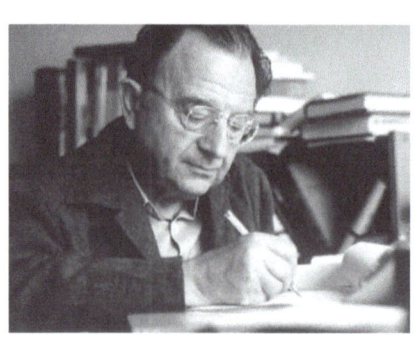

图86 弗洛姆像

埃利希·弗洛姆（1900—1980），德国著名心理学家，人本主义精神分析学说的创始人。他的学说关注的核心是现代人的困境和出路。他关于焦虑的观点可以印证中医学"恬淡虚无"的主张

"恬淡虚无，真气从之，精神内守，病安从来"，这16个字可以说是高度概括了中医学的养生思想，是中医养生的"十六字真言"。其中关键中的关键的又在于"恬淡虚无"四字。

"恬淡虚无"实质就是控制欲望。即使从现代心理学的角度看，中医学的这种古老的养心观念也是非常科学的。现代心理学研究早已发现，欲望是引发心理疾病的一个重要因素。一个人欲望越强越多，就越容易感受到压力和焦虑，从而就越容易发生心理疾病。著名心理学家弗洛姆甚至断言："每一个神经症的背后都有一个欲望。"

说到这里，须特别强调一点，请大家格外关注一下"恬淡虚无"的"淡"字。中医学对控制欲望的思想关键在一个"淡"字。所谓"淡"就是说还是要有的，只是不要那么"浓"。中医认为人是天地之气的产物，其生命规律和生命特性都是宇宙赋予的，都有其合理性，也就是说，既然七情六欲出自先天本能，也是有其合理性的。因此，对待欲望，中医不主张完全地压制和禁绝，而是适度地控制，使其处在一个合理的范围和程度，也就是一个"度"的问题。这一点仍然体现了中医学思想的独特智慧。

尽其天年

那么，如何控制欲望，做到恬淡虚无呢？中医学早已提供了许多具体的方法。

唐代著名医家孙思邈，后世人称"药王"，对养生极有研究，他自己就活了120岁。他在医著《备急千金要方》中提到："故善摄生者，常少思、少念、少欲、少事、少语、少笑、少愁、少乐、少喜、少怒、少好、少恶。行此十二少，养性之都契也。"这十二"少"，可以说是对如何做到"恬淡虚无"做了一个很好的解释。

平心而论，"十二少"的要求并不算高，做起来也不会难。可是，在现实生活中，估计相当多的人都很难做到。特别是，现代社会是一个功利主义盛行的社会，社会鼓励人们无节制地满足欲望。谁的财富越多，地位越高，权力越大，就被说成是成功的，相反就被说成是不成功的，人生价值都被否定。在这样的风气中，要想少欲就更难。

为什么会难呢？也许的确和社会因素有关，但关键还是个人的观念问题。

著名医学专家钟南山很注意养生，天天坚持体育锻炼，几十年不间断。有人问他："我也很重视健康，很想坚持锻炼身体，可是工作太忙，实在抽不出时间。怎么办呢？"

钟南山说："难道你比我还要忙吗？如果你把锻炼身体看得比工作还重要，你自然就能找到时间了。"

这就是问题的实质了，要想有效控制

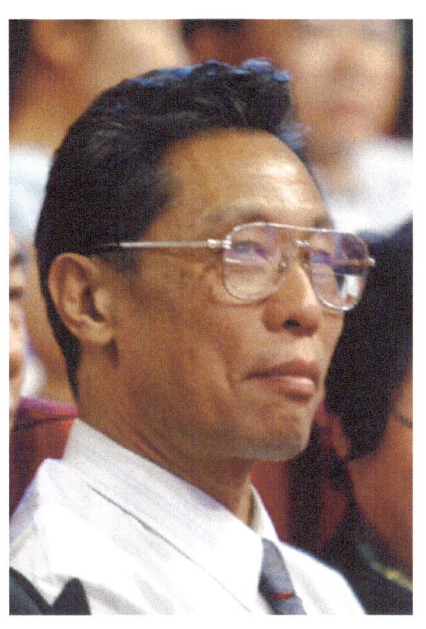

图87　钟南山像

钟南山，出身于医学世家，现任广州呼吸疾病研究所所长，中国工程院院士，中华医学会会长。中国治疗呼吸系统疾病的领军人物，因在抗击非典战斗中的突出贡献享誉全国

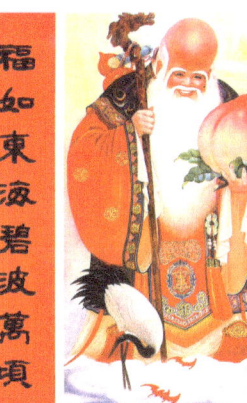

图88　中国民间年画《福寿延年》

"老寿星"的形象寄托了中国人对健康长寿的追求

颐养心神的古老智慧

欲望，做到恬淡虚无，关键在于树立生命第一、健康第一的观念。如果一个人能把身体健康看得比升官发财重要，他自然就能做到恬淡虚无了。

重视生命和健康，把维护健康、保全生命视为人生最重要的事也正是中医学的一贯主张。中医学有一个说法叫"天年"。"天年"就是"上天给的年岁"。中医学认为每个人到底能在世上存活几年，也就是中国民间常说的"寿数"，其实从一个人生下来，冥冥之中就已经注定了，这就是所谓"天年"。这个天年大概多久，肯定因人而异，但对于一般人来说，中医学认为大概为一百年左右。

"天年"是先天注定的，但是，能不能活够这个岁数，却和后天的生活态度和生活方式密切相关。那些珍惜生命，注重养生，按照大自然所赋予的生命规律生活的人，就能"尽其天年，度百岁乃去"，也就是说，活够了应活的岁数，一百岁后就离开人世。而那些不珍惜生命，不注重养生，违背大自然所赋予的生命规律的人，就只能"半百而衰"，即活不到寿数的一半就半途夭折了。中医学认为这种人是极其愚蠢的。

执敬涵养：保持内心的宁静

"恬淡虚无"主要是针对欲望讲的，一个人控制住了自己的欲望，能做到清心寡欲，他的心态就会变得平静而淡泊。

中医非常崇尚"静"，认为静是身心健康的关键所在。

静则神藏，躁则消亡

《黄帝内经》说："静则神藏，躁则消亡"。从这句话也可以看出，"静"主要是相对"躁"来说的，而不是相对"动"来说的。也就是说，静主要指内心的一种平静状态，而不是指一个人没有任何动作，安安静静地一动不动。相反，中医是主张

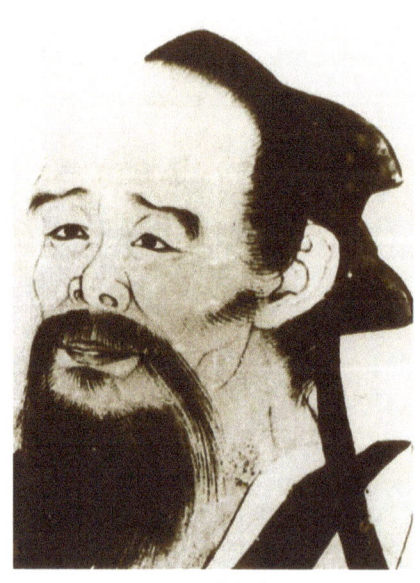

图89 华佗像

人应该动起来的，而且要经常活动，活动可以使人体内的气血流通，提高脏腑的机能，也可以使一个人的心情变得快乐起来，总之，运动有益身心健康。中医家还特别创造了许多独特的运动形式，如著名的五禽戏、八段锦等。

"躁"就不同了。"躁"是内心中的一种烦躁不宁、焦虑不安的情绪状态。中医学认为"躁"对人身体健康的伤害是极大的。"躁则消亡"，意思是说，烦躁的情绪会消耗人体内的气血。中医学的这一观点和现代医学是一致的。近年来的研究越来越注意到一种特别的情绪状态——焦虑，发现它同许多种心理疾病和身体疾病都有密切关系。而"焦虑"和中医学所说的"躁"可以说是一回事。

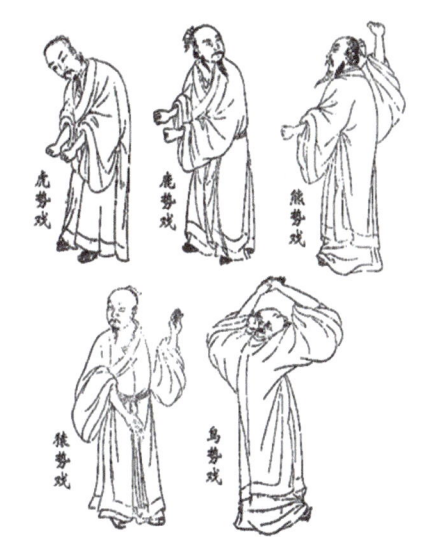

图90 古书中记载的五禽戏图（选自明代周履靖著《赤凤髓》）

五禽戏传说为三国时名医华佗所发明，因模仿5种动物的动作而得名，是中医锻炼身体的有效方法

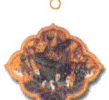

颐养心神的古老智慧

焦虑是一种非常普遍的情绪状态，几乎所有的人都体验过。当你面临一件非常重要的事情时（比如要参加高考了、要接受用人单位面试了、要进行第一次约会了、要上场参加比赛了等等），当你面临太多或太重的工作任务而感觉到力不从心时，当你正在思考某个问题却得不出答案或者要做决定而犹豫不决拿不定主意时，当你在一个陌生的地方或和一群不认识的人待在一起时，一般总是会不由自主地有些紧张，内心忐忑不安，情绪有些烦躁，可能还会出现一些身体症状——比如脑袋发涨、脸发烫、手发抖、出虚汗等等，这些反应全都是焦虑。

焦虑和压力有着非常密切的关系。现代社会中，人们的生活节奏加快，生活中需要应付的事情太多，因而压力普遍增大。今天的人们也大都知道，压力会给人的身心健康带来非常不利的影响。压力是通过什么途径损害人体健康的呢？正是通过焦虑。外在的压力引起人们内心产生焦虑的情绪，焦虑的情绪扰乱了人体内正常的气血运行（用现代医学的话说，就是导致神经系统和内分泌系统的功能失调），从而损害了身心健康。

压力大会引起焦虑，那么，压力减少是不是就会消除焦虑呢？也不一定。相信很多读者都体验过无聊的感觉。什么是无聊呢？就是在一段时间内没有任何事情可以做，也就是说，没有任何压力。可是，无聊的时候你的内心并不会平静愉快，而是同样会烦躁不安，觉得日子很难过，于是急着想找点什么事打发时间。

有压力会焦虑，没压力也会焦虑，可见焦虑极易产生，且广泛地存在于人们的生活中，对人们身心健康的不良影响不可小觑。

静坐

现代医学和心理学开始并关注研究焦虑是近一个世纪内的事，而早在两千多年前，中医学就已经注意到了焦虑，并充分认识到了它对身心健康的危害性和它的作用原理，而且寻找到了克服焦虑的有效方法。

这个方法的秘诀就是"以静制躁"，即用清静之心来取代焦虑。"静"和"躁"水火不容，静既是战胜焦虑的手段，也是中医养心要达到的目的。内心中多一分静，就会少一分躁，当内心完全获得安静时，焦虑也就被彻底战胜了。那么，如何做到这一点呢？一个非常有效的方法就是——静坐。

这里说的静坐，不是静坐示威的那种静坐，而是一种古老的东方养生术。静坐也称打坐，佛家称"坐禅"。中国传统的儒家、佛家、医家都非常重视静坐，把它当作一种修身养性的重要方法。各家静坐之法虽不同，但基本原理和要领是一样的。下面，就教你一种最基本的静坐法。

第一步：安坐。在一安静之处，室内或室外均可，衣服穿着尽量舒服适宜。找一平坦的地方，地板、床上、石头或地上均可，若在地上最好垫一软垫以防着凉。坐下来，双腿自然相盘，交叉或上下叠放均可，以舒适为宜。腰挺直，肩膀放平，头颈亦挺直，下颌微含。双臂自然下垂，双手手心朝上，自然叠放于小腹前。

第二步：调呼吸。坐好后，合上双眼，调整呼吸。用深呼吸法，即缓慢而轻柔地吸气，直到无法再吸入时稍事停顿，然后再慢慢地呼出，直到无法呼出时稍事停顿，然后再开始吸。如果为初学，可配合使用暗示法，即想像自己的鼻孔前有一根极细的羊毛，然后尽量让自己呼吸的空气不要吹动这根毛，即让它始终保持静立不动。

第三步：放松。感觉呼吸基本平顺时，开始放松身体，即让自己全身的肌肉和关节处于放松状态。如一时难以做到，或是初习静坐，可用暗示法，即意念按顺序分别集中在头、颈、肩、背、腰、臂、大腿、小腿，想像这些地方像一团棉花，越来越松软，最后想像自己整个身体都变成了一团云，漂浮在空中。

第四步：入静。努力清空自己脑子里的东西，即让自己什么也不想。如一时难以做到，可辅助以意念法。即心中默想自己的丹田位置（小腹肚脐下两寸处），或默想天空中挂着一轮明月，或想像心中有一朵莲花，正在慢慢地一点点地开放。慢慢地，你就会感觉到自己头脑里各种各样杂乱的思绪都烟消云散，脑海里如晴朗的夜空，一片澄彻，内心的烦躁也没有了，变得平静而安详，周围环境变得好像远离了自己，周围的一切东西都似乎同自己没有关系，自己好像处于一片虚空中，同整个宇宙合二为一，溶化于其中——如果你感觉自己已经处于这种状态，说明你已经入静了。静坐的目的就是要达到这种状态。

静坐的时间可长可短，短则十来分钟，长则几个小时，都可以。静坐的作用有长期，也有短期。短期的作用在于可以迅速缓解你的紧张焦虑情绪。当你感觉自己变得焦躁不安时，马上坐下来（当然是在条件许

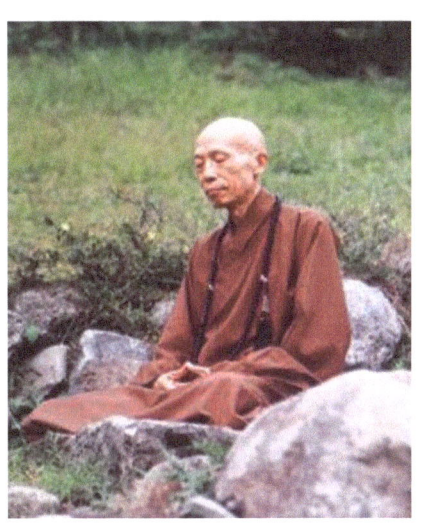

图91　坐禅像

坐禅是佛家修行的最基本也是最常见的方式

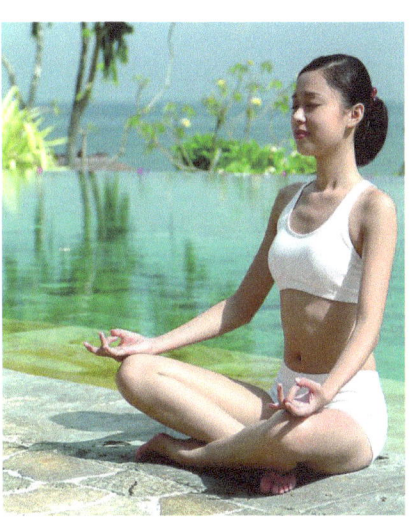

图92　静坐

作为一种心理训练手段，静坐正被越来越多的人接受。目前在很多国家都有专门进行静坐训练的组织和团体

颐养心神的古老智慧

可时），闭目息神，调整呼吸进入静坐状态，过不久，你的焦虑情绪就会得以缓解。而长期的作用在于提高你控制情绪的能力和改善生理机能。长期坚持进行静坐练习，可以使你的气血运行状况和脏腑机能变得更加良好，心态更稳定，情绪更加畅通，总之大大有益于身心健康。

静坐是中国传统儒家、佛家、道家、医家共同的修身之法，区别在于入静后，儒家开始反思自己或默悟天道，佛家开始默想佛的形象或默悟佛经，道家则是感受自己身体内的变化，等待有"气"产生，并且通过意念控制"气"在体内运行，以达到一些特殊的目的——此即所谓气功。医家静坐之法近于道家，气功也是中医养身和治病的方法之一。但笔者认为，对于养心来说，能做到入静已经足够，另外，倒是可参考儒家的做法，在入静后可以对自己进行反思和思考一些人生哲理，对心理健康可能更有帮助。

静坐实质上是一种放松术。现代心理学同样提倡并在心理治疗实践中使用放松疗法，理论研究和实践都表明放松疗法对于治疗各种神经症，以及改善人体神经系统和内分泌系统的功能具有非常显著的作用。

执敬涵养

也许有人会说，现代社会生活节奏这么快，每天有做不完的事情，哪有时间静坐呢。的确，人们在做事情的时候不可能静坐，但是，却依然可以保持"静"的心态。

这似乎有些令人费解：做事的时候，人的身体在动，思想也在动，怎么可能保持"静"呢？事实上，人在做事的时候的确很难保持内心的平静，现代社会特别是在城市里更加如此。绝大部分的人从一起床，内心就开始躁动不安了。匆匆忙忙地洗漱，匆匆忙忙地吃早餐，因为怕迟到。上了班马上开始做第一件事，一边做一边想着"赶快做完"、"赶快做完"，因为第二件事、第三件事、第四件事早就等在那里了。好不容易挨到下班，又急匆匆地往家赶，因为要做饭、接小孩、处理一大堆家务事。所以即使回到家里也得不到内心的清静。一整天的生活不仅是忙碌，更重要的是内心的焦虑，一刻都没有停止过。这种焦虑对内心世界的破坏是极大的。一整天过去了，回忆一下在哪一刻你的心灵是平静的、快乐的、自由的，没有，一刻也没有。而我们的日子就是这样一天一天地轮回，长此下去，不仅会严重影响到身心健康，也会使生活失去应有的意义，使我们本应享受到的幸福缩水。

是不是在忙碌中人的内心就不能保持清静呢？不是的。你别忘了，前面我们讲过，中医学所说的"静"，是相对"躁"而言的，指的是内心中没有烦躁不安的情绪。如果把内心比作水，"静"的心并不是一动不动的一潭死水，而是流动的活水，只是流动要和缓从容，不能起风浪，起了风浪，平静被破坏，河流变得躁动不安起来，就要出问题了。中国古人发明了一种在忙碌做事的过程中也能保持内心平静的方法——执敬涵养。这种方法虽然不是由中医家，而是由宋代的儒家学者最先发明

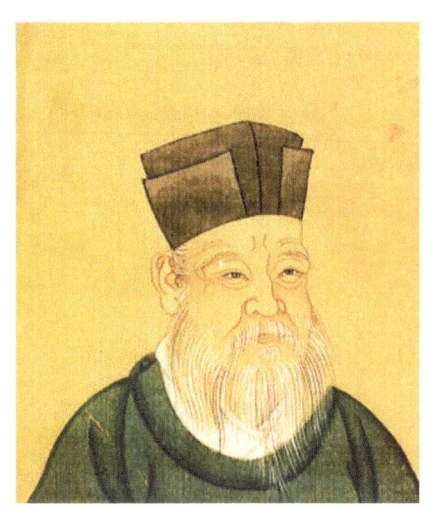

图93 朱熹像

宋代著名学者朱熹创造性地发展了儒家思想。他建立的理学体系和由他兴起的哲学思辨之风，影响了当时的医学理论，并间接催生了金元时期中医学学术的繁荣和"金元四大家"的诞生。他在继承前辈思想家"二程"提出的一些理念基础上，发展出了一整套以"执敬涵养"为核心的修身方法，对中国心理学也做出了重要贡献

的，但其基本思想——即肯定"静"对身心健康的的意义和目的——维护身心健康和提升精神境界，却是和中医学完全一致甚至是直接从中医学中而来的。

所谓执敬涵养，就是要在做事的过程中始终坚持"敬"的态度，从而达到涵养精神的目的。那么，什么是"敬"呢？"敬"同我们现在经常用的尊敬、崇敬、敬爱等差不多。大家想一下，在日常生活中，对一个我们所尊敬、崇敬的人，我们会用什么样的态度对待他？肯定是非常慎重的，深怕有什么闪失，出什么差错；肯定是非常用心，全情投入的，全部感情和注意力都集中在他身上，不会三心二意，也不会敷衍应付。"执敬涵养"就是要求一个人在做每一件事（即使是吃饭穿衣、洒水扫地这样的日常小事）时，都要用这种"敬"的态度去对待，做到全情投入、认真慎重。

当你真正用"敬"的态度做事时，你会发现你的心理状态会发生一些微妙的

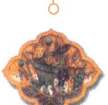

颐养心神的古老智慧

变化。由于你的注意力完全关注在眼前的这件事上，你暂时会把其他事抛在一边，你的心情变得平静起来，不再烦躁不安了。由于你的全部精神都沉浸在眼前的事情之中，你会和它完全融合在一起，而这种融合会让你体验到一种特别令人着迷的难以言传的快乐。如果你有过完全沉浸在欣赏一支美妙的乐曲，或者是陶醉在一场精彩的体育比赛中的经验，你可能更容易理解那种快乐是一种什么样的感觉。

你现在可以想像一下你在这种态度下的生活：当你起床穿衣时，就全心全意地穿衣，洗脸时就全心全意地洗脸，不要想什么上班。处理文件时就认认真真地处理文件，不要想再过半个小时要见客户。会见客户时，就一心一意地同客户谈话，不要惦记等一会儿还要开会。这样一来，你就不仅会发现自己的工作效率提高了许多，而且会感觉到心境变得平静而从容不迫，原先感觉枯燥乏味的工作现在变得有意思多了，你甚至不仅能在工作中而且就在穿衣、洗脸、吃饭这样的小事中都能体会到一种快乐。——你的生活会变得完全不同。

现代心理学家——如著名的马斯洛、丹尼尔·戈尔曼等也发现了全情投入和忘我的态度能消除焦虑并给人带来一种特殊的快乐的现象。他们无论如何也想不到，我们的祖先在一千年前就知道了这一事实，并把它运用于增进心理健康的实践中。

古代的中国儒家把"静坐"和"执敬涵养"当做修身养性最重要也最为常用的方法，讲究无事清闲时用"静坐"，有事做事时用"执敬"，而且要求君子随时随地都要修炼，不能须臾相离，日久天长，精神境界会大大改变。这一经验同样值得今天的人借鉴使用。

恬愉自得：寻找真正的快乐

快乐是一种非常迷人的心理状态。有谁不愿意自己快乐呢！现代心理学也认为，快乐是心理健康的一个重要标志，衡量一个人心理健康不健康，很重要的一点就是看他能不能经常性地保持快乐的心情。某种程度上说，心理健康的目的也正是为了追求心灵长久的快乐。

对于快乐，《黄帝内经》有一句非常重要的话：

以恬愉为务，以自得为功

"以恬愉为务"的意思就是要把内心的平静（"恬"）和快乐（"愉"）作为人生的一项重要任务（"务"）。由此可见，中医学对快乐不仅是主张的，而且是推崇到了相当高的程度。

两种快乐

说到这里也许有人会问：中医学一面主张"恬淡虚无"，要人们控制欲望，不要纵情享乐，一面又主张人们"以恬愉为务"，尽量追求快乐。这两种观点是不是矛盾呢？

要弄明白这个问题，我们有必要先知道，快乐其实是有不同的形式的。

现代著名心理学家马斯洛认为快乐有两种形式：一种是占有式的快乐，即因为自己的某个愿望被实现而得到的快乐，比如升了官、发了财、娶了漂亮老婆等等。这种快乐同欲望有密切关系，欲望被满足则快乐，欲望没被满足则不快乐。

这种快乐不是真正的快乐。因为人的欲望一般都有很多，众多的欲望未必一个个都能实现，而且欲望是没有止境的，即使暂时满足了，很快又会生出新的欲望，所以这种形式的快乐必然是短暂的，不可能持久。更何况正如前面谈到的，欲望会引发内心的焦虑，会影响脏腑气血的正常运行，造成疾病，它带来的痛苦要远远大于快乐。

另一种是存在式的快乐。这种快乐同欲望没有关系，而是由身心沉浸于对象中引起的。比如：观赏美丽的风光、沐浴温暖的阳光、听一曲动听的乐曲、欣赏一幅漂亮的图画、玩一个很好玩的玩具、做一次痛快淋漓的体育运动、同好朋友敞开心扉交流、全神贯注地工作等等。总之，当一个人的精神完全沉浸在其中，达到了忘我的境界时，内心中就会体验到一种超乎寻常的快乐。这种心理特点笔者认为正是《黄帝内经》所谓"以自得为功"的"自得"。

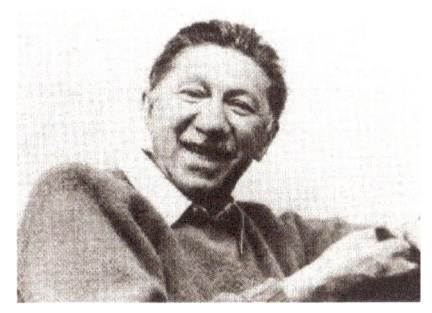

图94 马斯洛像

马斯洛（1908—1970），美国心理学家，是当代人本主义心理学的代表人物。关于人的生存方式和快乐模式的研究，见于他的专著《人性能达的彼岸》

颐养心神的古老智慧

"自得"字面上的意思是"自己有所得",即同他人无关、同外物无关,完全是自己内心中的一种自发的感受。通俗点说就是,不要管别人怎么样,也不要管外在的结果怎么样,只要自己心安理得、自己内心觉得满意就行。中医学主张"以自得为功",就是要人们把培养和保持这种"自得"当作获得内心平静和快乐("恬愉")最有效的途径("功")。

显然,中医学主张"恬淡虚无",就是反对第一种快乐,主张"以恬愉为务"就是提倡第二种快乐。由此也可以看出,"恬淡虚无"和"以恬愉为务"不仅不矛盾,而且是相辅相成,内在一致的。

狡猾的老太太

这两种形式的快乐虽然性质完全不同,但在内心感受上却往往难于区别,有时候还会交织混合在一起,甚至还会互相转化。讲一个小故事:

有一幢住宅楼,楼下的一个单元内住着一位老太太。老太太喜欢睡午觉,平时周围也很安静,所以老太太都能睡一个甜美的午觉。但是,最近这几天老太太却睡不安稳了。因为就在老太太住宅的窗前是一大块空地,平时没什么用,但最近几天被一些中学生发现了,这些精力旺盛的少年把这块空地当成了他们的足球场,每天中午都会跑到这里踢球,吵得老太太无法入睡。

怎么才能撵走这些中学生呢?找他们老师或者家长管他们?找小区的保安轰他们?和他们讲道理?……老太太想了很多办法都觉得不妥,最后,她想出了一个办法。

这天,在中学生们踢球的时候,老太太把他们叫过来,对他们说:"我一个人太寂寞,你们来这里踢球,我的生活就变热闹了。因此为了感谢你们,以后你们每来一次,我就给你们两块钱。"这群中学生一听踢球还有钱赚,很高兴,更是天天都来踢,老太太真的会给他们钱。

过了一段时间,老太太又和他们说:"很感谢你们天天来,但是,最近我手头有点紧,不能给你们那么多钱了,以后只能给你们一块钱。"中学生们听了有些不高兴,但想一想还是接受了。

又过了一段时间,老太太又和他们讲:"实在抱歉,我最近很困难。以后只能一次给你们五毛了。"中学生们这下不高兴了,心想从两块降到了五毛,这也未免太欺负人了，于是决定不干了。从此以后，老太太又能安静地睡午觉了。

大家先不要想老太太的智慧，而是想想这些中学生的心态。他们一开始踢球的时候没有谁给他们钱，这时他们踢球纯粹就是为了踢球，完全享受踢球本身带来的乐趣，这时候他们体验到的快乐就是存在式的，是一种"自得"的快乐。但是，当老太太开始给他们钱时，他们的动机就变了，变成了为了赚到钱而踢球，得到的钱多就快乐，钱少就不快乐，这时候他们体会到的快乐就成了占有式的，是为了满足欲望而踢了，不再是"自得"了。老太太正是利用金钱，巧妙地使他们心中的快乐机制发生了转变，从而达到了自己的目的。

大家再回过头想一想：我们自己在生活中是不是也经常犯和中学生同样的错误。我们是不是只想着考试分数，而忽略了学习本身的乐趣？是不是只想着升职或长工资而忽略了工作本身的乐趣？是不是只想着利用人办事而忽略了人际交流本身的乐趣？是不是只想着在高楼和人群中谋生而忽略了享受大自然的乐趣……

你看，真正的快乐与虚假的快乐有时候真是难于区分，我们说不定经常会被虚假的快乐所蒙骗，误以为已经得到了快乐。由此也可见，中医学的智慧真是极富洞见，在两千多年前就能清晰你告诉找到真正快乐的道路，就正是那句话——"以恬愉为务，以自得为功"。

快乐到处都是

不过，道理归道理，最重要的是实践，也就是说，对于普罗大众，如何在现实生活中做到"自得"，体验到存在式的快乐呢？对此，历代中医家和养生家都有很多很好的经验。

如宋代文人倪思总结自己人生的十大乐趣为"读义理书，学法帖字，澄心静坐，益友清谈，小酌半醺，浇花种竹，听琴玩鹤，焚香煎茶，登城观山，寓意弈棋"（《经鉏堂杂志》），这十大乐事说通俗点就是读书、写字、静坐、聊天、喝酒、种花、听音乐、喝茶、看风景、下棋。

清代养生家石成金在其所著《长生秘诀》中总结人生的八大乐为"静坐之乐，读书之乐，赏花之乐，玩月之乐，观画之乐，听鸟之乐，狂歌之乐，高卧之乐"，用现代话说就是静坐、读书、看花、赏月、欣赏美术作品、听鸟叫、唱歌、睡大觉。

清代名人李渔则说："行乐之事多端，未可执一而论。如睡有睡之乐，坐有

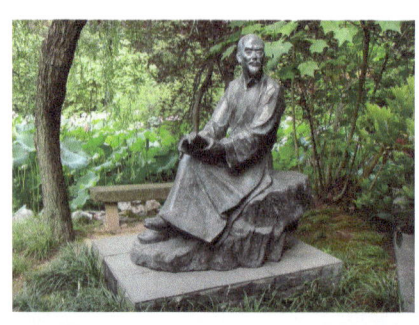

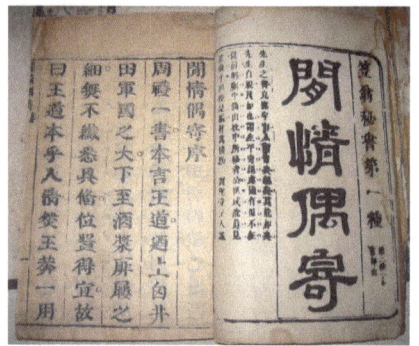

图95 李渔塑像及《闲情偶寄》书影

李渔（1611—1680），原名仙侣，字谪凡，号天徒，中年改名李渔，字笠鸿，号笠翁，明末清初著名文学家、戏曲家。他对养生之术也非常有研究，在其所著《闲情偶寄》中，有很多关于养生的文字

坐之乐，行有行之乐，立有立之乐，饮食有饮食之乐，栉有栉之乐。即祖裼裸裎，如厕便溺，种种秽亵之事，处之得宜，亦各有其乐。苟能见景生情，逢场作戏，即可悲可泣之事，亦变欢娱。"（《闲情偶寄》）他的话说得更直接，意思是说，能让人感到快乐的事实在太多了，没法局限在哪些事上。比如睡觉有睡觉的快乐，坐有坐的快乐，走有走的快乐，站有站的快乐，吃饭有吃饭的快乐，梳头有梳头的快乐。即使是脱光衣服玩裸体，进厕所大小便等等各种看起来不正经的事，你只要心态调整的好，也各有各的快乐。甚至那些令人悲伤的事，如果你能见景生情，用逢场作戏的态度去对待处理，也都能变成快乐。

从这些人的经验和论述中可以看出，只要能以自得之心处世，生活中每事每物、每时每刻无不充满着乐趣。

寻找这种乐趣也正是中医学养心观念的出发点和落脚点。在本章中，介绍了中医心理养生的最基本的4条原则：顺应自然、恬淡虚无、执敬涵养、恬愉自得。其实聪明的读者应该能感受到，这4条原则之间其实是彼此相连、内在一致的："顺应自然"，遵照宇宙和生命本身的规律来呵护好身体，这是心理获得健康和快乐的前提。在此基础上，树立生命第一的观念，合理节制欲望，用"恬淡虚无"之心处世，就会使整个内心达到一种宁静的状态。而接下来，如果能在日常生活中，始终做到"执敬涵养"，即用"敬"的态度对待每一件事，就可以使这种宁静的心态得到涵养，即使在繁杂的生活中也能始终保持。当你内心的平静不会被外界的因素干扰时，就是"自得"，就会在任何时间、任何地点都能感受到真正的快乐。那时，不仅你的心得到了健康快乐，你的人生也进入了一种至善至美的境界。

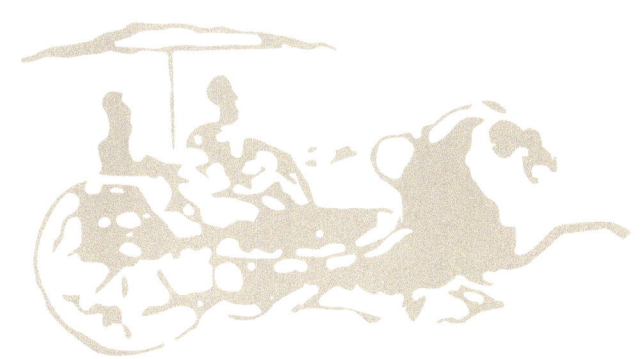

尾 声

假如张国荣看中医,他的抑郁症能治好吗?他还会自杀吗?

其实,这个问题只能成为一个永远的悬疑,无法解答了。不过,我们还是能够有十足的信心说,不独张国荣,任何人假如都能按照中医心理学的原理和方法来养护、调节自己的心理,他都不大可能会患心理疾病。因为,通过本书的叙述,应该看到,中医学对心理规律的认识是深刻而科学的,它几千年来经过无数医家的实践和思考总结出来的养心调神的许多宝贵经验,可以说至今仍有非常重要的价值。

尤其令人欣慰的是,中医心理学思想正越来越引起国内外学者的高度重视。就在30年前,还没有中医心理学这个概念,但是现在,中医心理学已经成为一门重要的学科,不仅在大学里有专门的教材、专业、课程,在全国各地还有纷纷成立的专门的中医心理学学术团体。2006年,国际中医学会还成立了中医心理学分会,并召开了国际中医心理学学术大会,许多国外的学者也加入了研究中医心理学的行列。

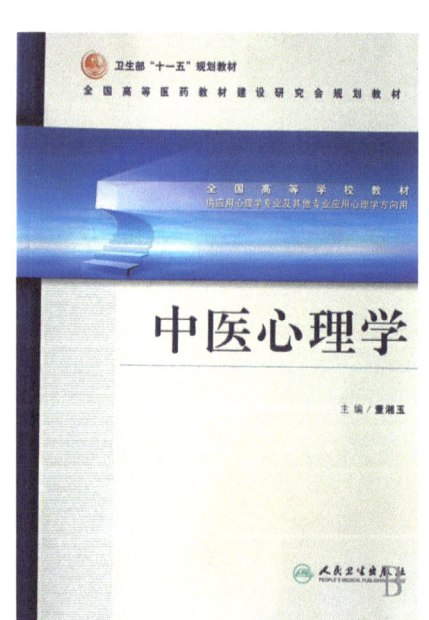

图96 《中医心理学》教材

这是由卫生部统一组织编写的《中医心理学》教材。目前,中医心理学已经是一门独立的学科

中医心理学的魅力在于它深深地植根于中国传统文化这片肥沃的土壤。

这和心理学这门学科的性质有关。大家都知道,心理学不是一种"纯粹"的科学,它研究的对象——心理,亦即人的精神世界与文化有着密切关系。不同文化背景的人内心会有不同的规律和面貌。因此,研究心理学不可能脱离文化,研究中国人的心理就更不能脱离中国文化。

稍有历史知识和文化常识的人也肯定知道,心理学作为一门独立的学科虽然仅有一百多年的历史,却并不意味着它是一门年轻的学科,相反,它可能是世界上最古老的学科之一。因为人类对于自己的精神世界的思考可以说从人类懂得思考的那天开始就在进行了。所以，今天的西方心理学史教材必须至少从亚里斯多德写起，而中国心理学史教材也至少应从《易经》、《尚书》和春秋战国写起。这样一来，中国文化的优势就尽显无疑。不仅因为它拥有现存最古老的文化，还因为我们的祖先最擅长的技能之一就是对"人心"的研究和利用。中国传统的学术，无论是诸子百家，还是古贤今哲，无不对人心之"理"做过深刻而又独辟蹊径的思考。我们传统的思想学术之山，可以说埋藏着掘之不尽、用之不竭的心理学宝藏。

不仅是从学术方面，即使从实用的角度来说，中国文化心理学的魅力依然不可挡。

现代心理学和心理咨询的一个重要目的就是增进人类的心理健康。但是，随着学术和实践的发展，现在越来越多的学者意识到，没有全人类都适用的心理学规律和心理咨询技术。人是被文化塑造的人，人的内心世界和行为方式是被他的本土文化塑造的，因此，要增进他的心理健康，必须使用同其文化相适应的规律和方法。也就是说，对于中国人的心理健康来说，使用诞生于欧洲或美国的心理学理论和心理咨询技术未必是管用的，真正有效的理论和技术要在中国人所赖以生存的这片土地，即中国

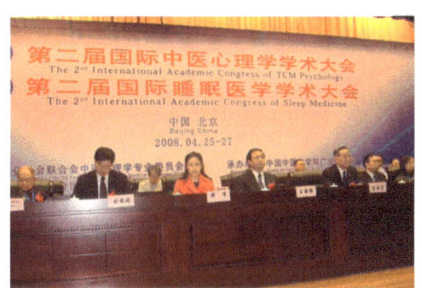

图97　2008年在北京召开的第二届国际中医心理学大会

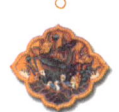

图98　《中国人的心理》书影

近年来，越来越多的心理学工作者开始关注中国人和中国文化，开展了很多研究。图为著名华人心理学家杨国枢主编的心理学研究报告集《中国人的心理》。类似的文献还有很多

尾声

本土文化中产生。正因为如此，近年来，心理学和心理咨询的本土化研究已经成为心理学研究的一个重要方向和大潮流。

现在，对中国本土心理学的研究才刚刚起步。我们还有很多资源有待开发：儒家心理学、道家心理学、佛家心理学、民俗心理学……中医心理学也仅仅是中国文化心理学的一个部分而已。

随着中国经济和社会的发展，中国人对心理健康越来越关注，这是民族素质在提高的表现。从另一方面讲，也对中国本土心理学的研究开发提出了要求：我们要用自己的资源来维护我们自己人民的精神健康。但同时，我们的人民也应该庆幸：我们的祖先早为我们的心理健康留下了一座宝藏。

而本书的目的，其实正在于给大家展示其中的一块样品。如果这块样品能对各位的心理健康有所裨益，则作者乐莫大焉，而如果各位还能通过这块样品感受到中国传统文化的魅力，看到振兴民族文化的光明未来，则作者更是幸莫大焉。

愿张国荣安息！

祝各位读者健康快乐！

后 记

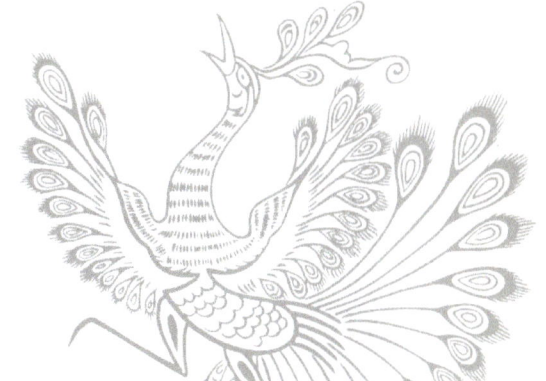

时光荏苒。《通俗中医药》科普丛书第一辑首发式的热闹情景仿佛还在眼前,不料想,一晃已然过去五年。如今,第二辑又要付梓了。

《通俗中医药》科普丛书第一辑在2006年诞生后,收到了来自社会各界的不少好评,也得到了不少荣誉。2006年,时任广东省委书记的张德江同志亲自题字赞该书"是广东省建设中医药强省首批重要成果之一"。2007年,获广州市优秀科普作品一等奖。2008年,在卫生部和国家中医药管理局主办的"中医中药中国行"活动中,被广东省中医药管理局作为礼品赠送给国内外来宾。2010年,又被国家中医药管理局表彰为"最佳科普作品"。

盛名之下,我们编撰者在颇感欣慰的同时,更觉战战兢兢。我们一边更加坚定了把《通俗中医药》丛书编下去的信心,一边也为第二辑能否继续第一辑的成功而深感忧虑。我们原本以为有第一辑的经验,在编写第二辑时肯定会顺利很多,但出乎意料的是,原计划两年完成的任务,我们竟又用了五年才完成。说来汗颜,但个中的缘由却又是任何一个写作者都能理解的:科普写作的确非易事,各书风格需要协调,为精益求精而反复修改……而我认为还有一个重要的原因就是,第一辑的成功给了我们很多压力,让各位作者有些不敢放开手脚。

但不管怎么说,最终,第二辑的五本书还是诞生了。

客观点说,第二辑比第一辑有难度。第一辑的话题,我们选择的是中医学最基本的,也是广大读者最关心的几个领域——中医发展历史、中医学基础理论、中药学基础理论、中医药文化、中医药趣闻;第二辑的话题,只能向不那么基础,因此也许是一般读者并不特别关注的一些领域去选择。我们又不想选择太实用的内容,因为讲述这些内容(如教人如何养生保健、如何防治某种疾病、如何食疗煲汤等等)的读物现在已经太多,我们还是想讲一些更基础、更理论、更文化味一点的东西——这也是我们最初策划《通俗中医药》丛书时的定位。

基于以上考虑,几经斟酌,我们最后奉献给大家的是以下五本:

《神针奇灸》——主要讲述中医的经络理论以及针灸和民间疗法的基本知识；

《心病玄机》——主要讲述中医心理学的基本理论和知识，使读者从中医学的角度对人类的内心世界有更多了解；

《中西医道》——主要从医学历史的角度，对中医和西医进行比较，使读者对中西医学有更多了解；

《时辰养生》——主要从时间医学的角度，按一天从早到晚的顺序，讲述中医养生的基本理论和相关知识；

《古方今病》——主要讲述"古"中医对各种"现代病"的认识，使读者从中医学的角度对各种现代常见疾病有更多了解。

延续第一辑的风格，我们坚持图文并茂，每本书都插了许多图片。这些图片一部分是我们自己拍摄的，一部分来自于我们的教学资料，还有一部分来自于网络公共资源，也就是说，这些图片并非都是我们自己的原创，在此，也向所有图片资料的原创者们致谢，如果涉及权益问题，请同我们联系。

好吃也罢，难吃也罢，这几道菜就算摆在了大家面前，请各位读者品尝吧。

由于水平有限，错漏在所难免，敬请各位同仁和读者谅解并斧正。

陈英华
2011年4月5日于广州中医药大学